# 农村居民
# 传染病防治手册

《农村居民传染病防治手册》编写组　编

河南科学技术出版社
·郑州·

图书在版编目（CIP）数据

农村居民传染病防治手册 /《农村居民传染病防治手册》编写组编.
—郑州：河南科学技术出版社，2015.2
ISBN 978-7-5349-7674-2

Ⅰ.①农… Ⅱ.①本… Ⅲ.①传染病防治—手册 Ⅳ.① R183-62

中国版本图书馆 CIP 数据核字 (2015) 第 042677 号

出版发行：河南科学技术出版社
地址：郑州市经五路 66 号　邮编：450002
电话：（0371）65788613　65737028
网址：www.hnstp.cn
策划编辑：马艳茹　邓　为
责任编辑：吴　沛
责任校对：王晓红
封面设计：张　伟
版式设计：王高峰
责任印制：朱　飞
印　　刷：郑州新海岸电脑彩色制印有限公司
经　　销：全国新华书店
幅面尺寸：170 mm×240 mm　　印张：7　字数：120 千字
版　　次：2015 年 2 月第 1 版　　2015 年 2 月第 1 次印刷
定　　价：24.00 元

# 前言

地震、泥石流、洪水，这些自然灾害无时无刻不带来死亡的威胁；心绞痛、高血压危象、哮喘发作，这些生活中的意外和突发事件随时会危及生命；传染病流行、预防接种等更是和健康息息相关。面对这些突发意外，掌握正确的方法，及时处理，至关重要。

随着社会进步和农村地区经济条件的改善，农民朋友的自我安全意识有了增强，自救、互救能力在一些突发事件和意外伤害事故中也得到了一定的体现。但需要指出的是，应急救护等知识的普及还有限，特别是在一些如地震、泥石流、洪涝灾害等突发事件中，由于农民朋友的避险应急技能不足，导致了不少悲剧发生。在面对传染病和预防接种时，由于知识不足，没有能第一时间处理传染源，或是没有及时接种免疫，导致了不该发生的悲剧，造成了不应有的损失和遗憾。因此，给农民朋友提供力所能及的应急知识、传染病防治知识、预防接种知识，能有效避免生活中意外事件造成的损失，最大限度地保护群众的生命和健康安全。

我们组织编写的这些农村知识手册，既有侧重于应急知识的《农村应急自救手册》，也有侧重于传染病预防的《农村居民传染病防治手册》，还有主要针对预防接种知识传播的《农村居民预防接种手册》。这些图书，内容包括"警示""自己如何做""实用技巧""进一步建议"等。根据农民朋友的阅读习惯及接受水平，以普及、引导为出发点，图文并茂、通俗易懂。由医学专业人士用科普语言写成的这些图书，相信能够避免谬误，活泼的语言与漫画插图，也有助于读者理解深奥的医学知识。

经济的发展，是要让人民群众生活更幸福，离开了健康，享受生活就无从谈起。普及健康知识，提高公众的防病治病意识，增强农民朋友面对应急事件时的自救和互救能力，这也是社会主义新农村建设的重要内容。我们编写的这些图书，能让广大群众从中学到应急救护、传染病防治、预防接种的知识，能够成为农民朋友自我学习的主要教材和载体。

由于我们水平有限，编写时间仓促，书中难免有不少缺憾甚至错误，希望读者不吝赐教，以便于我们及时修订更正，以臻完善。

本书编写组
2015 年 2 月

# 目录

## 十、相关健康常识

# 一、传染病的流行过程和影响因素

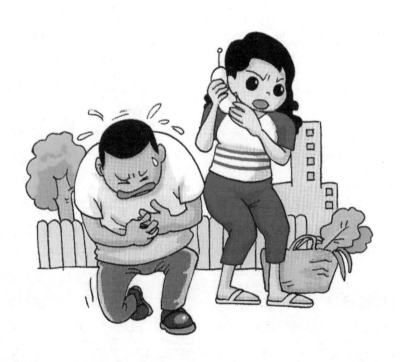

## 流行过程的基本条件

传染病的流行过程是指传染病在人群中发生、发展和转归的过程。构成流行过程的三个基本条件是传染源、传播途径和易感人群。

### （一）传染源

传染源是指病原体已在其体内生长、繁殖并将其排出体外的人和动物。

1. 患者：急性患者借其排泄物或呕吐物促进病原体的播散，其中轻型患者症状多不典型而不易被发现，慢性患者可长期污染环境。在不同传染病中流行病学意义各异。

2. 隐性感染者：隐性感染者由于无任何症状、体征而不易被发现，在某些传染病如脊髓灰质炎中，隐性感染者是重要传染源。

3. 病原携带者：由于病原携带者（尤其是慢性病原携带者）不出现症状而不易被识别，排出病原体成为传染源，在流行病学中有重要意义。

4. 受感染的动物：某些传染病，可由动物体内排出病原体，导致人类发病，如鼠疫、狂犬病等，称为动物源性传染病。

### （二）传播途径

传播途径是指病原体离开传染源后，到达另一个易感染者所经过的途径。传播途径由外界环境中的各种因素所组成。

1. 空气、飞沫、尘埃：主要见于以呼吸道为进入门户的传染病，如流行性脑脊髓膜炎、麻疹等。当患者讲话、咳嗽、打喷嚏时，可从鼻咽部喷出含有病原体的飞沫到周围空气中，易感者通过呼吸而感染。

2. 水、食物：主要见于以消化道为进入门户的传染病，易感者因进食被病原体污染的水源、食物，如伤寒、细菌性痢疾、霍乱或进食患病的动物的肉类、乳类、蛋类等，受到感染，如囊虫病、绦虫病等。另外，某些传染病还可通过与污染水源接触，病原体经皮肤或黏膜侵入人体导致感染，见于钩端螺旋体病、血吸虫病等。

3. 手、用具、玩具：这种传播途径又称日常生活接触传播，可传播消化道传染病（如痢疾）、呼吸道传染病（如白喉）。传染源的分泌物或排泄物通过污染日常生活用具（如餐具、洗漱用具）、玩具等传播疾病。

4. 吸血节肢动物：这种传播途径又称虫媒传播。吸血节肢动物（如蚊子、跳蚤、白蛉、恙虫等）通过在患病动物和人之间叮咬、吸吮血液而传播疾病，如蚊传播流行性乙型脑炎、虱传播斑疹伤寒。亦可通过机械携带病原体，污染食物、水源，再使易感者感染，如苍蝇、蟑螂传播伤寒和痢疾等。

5. 血液、血制品、体液：见于乙型、丙型病毒性肝炎及艾滋病等。

6. 土壤：当病原体的芽孢（如破伤风、炭疽）或幼虫（如钩虫）虫卵（如蛔虫）污染土壤时，土壤成为这些传染病的传播途径。

### （三）易感人群

对某种传染病缺乏特异性免疫力的人称为易感者，易感者在某一特定人群中的比例决定该人群的易感性。

人群对某种传染病易感性的高低，明显影响该传染病的发生和传播。易感人群越多，人群易感性越高，传染病越容易发生流行。普遍推行人工自动免疫（如接种疫苗），可把易感者水平降到最低，使流行不再发生。

## 影响流行过程的因素

### （一）自然因素

自然因素主要包括地理、气候和生态环境等，通过作用于流行过程的三个环节对传染病的发生、发展起重要作用。寄生虫病和虫媒传染病受自然因素影响尤其明显。传染病的地方性和季节性与自然因素关系密切。例如，长江流域湖沼地区有适合钉螺生长的地理、气候环境，这就形成了血吸虫病的地区性分布特点，寒冷可减弱呼吸道抵抗力，故呼吸道传染病多发生于冬春季节，炎热的夏季使人体胃酸分泌减少，有利于消化道传染病的发生。某些自然生态环境为传染病在野生动物之间的传播创造了良好条件，如鼠疫、钩端螺旋体病等，人类进入这些地区亦可受感染。

### （二）社会因素

社会因素包括社会制度，经济、文化水平，生产、生活条件，风俗习惯，宗教信仰等，对传染病的流行过程有重要的影响，其中社会制度起主导作用。新中国成立后，贯彻以预防为主的方针，全面开展卫生防疫工作，大搞爱国卫生运动，大力推行计划免疫等，使许多传染病被消灭或控制。

# 二、疫源地
# 与传染病流行过程

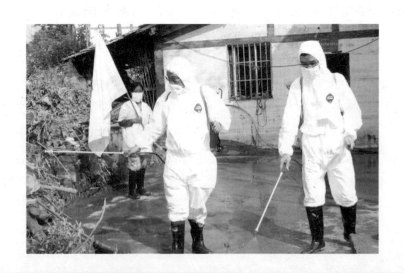

## 疫源地

有传染源及其排出的病原体存在的地区称为疫源地。

疫源地与传染源的区别及所采取的措施不同：疫源地除包括传染源外，还包括传染源及被污染的物体、房屋、放牧地、活动场所，以及可疑感染动物、储存宿主等。对疫源地应采取隔离、治疗、处理。此外，还应采取对污染环境进行消毒、杜绝各种传播媒介、防止易感动物感染等一系列措施。

## 疫源地的大小

疫源地的大小根据传染源的分布和污染范围的具体情况而定。根据疫源范围大小，可分别将其称为疫点和疫区。疫点：范围小的疫源地或单个传染源所构成的疫源地称为疫点。疫区：若干个疫源地连成片且范围较大。疫点和疫区的划分不是绝对的。

## 疫源地处理制度

为控制和消灭传染病，杜绝其发生和流行，按《中华人民共和国传染病防治法》（以下简称《传染病防治法》）规定及流行病学的要求，疫源地应遵循下列处理制度。

1. 根据《传染病防治法》规定，对发生的传染病病例，通过流行病学现场调查，确定疫源地范围后，对疫源地必须采取紧急的处理措施，以彻底消灭传染源，切断传播途径，防止疫情扩散蔓延。

2. 掌握疫情、随时向上级疾控中心汇报疫情处理情况，直至疫情监测解除。

3. 疫区（点）工作人员，必须准备好自我防护用品、调查表格、器材和必备的药品。

4. 传染病暴发流行和重大疫情发生时，对患者或带菌者必须进行严格隔离治疗，严格做好污染物的消毒处理工作，必要时封锁疫区，对出入疫区的人员、物资和交通工具实施卫生检疫。对和患者密切接触的人员做到应急接种、预防服药、留验观察等应急措施。

5. 对传染病患者、疑似患者、病原携带者的分泌物、排泄物随时消毒，污染的地段、场所、物品和接触人群，应实施必须的疫点处理和预防措施。

6. 疫源地的解除必须具备疫源地消灭的三个条件：传染源已消除、传播途径已切断、没有新病例发生。然后方可由原决定机关宣布解除。

## 疫源地消毒

疫源地消毒是对存在着或曾经存在传染源的场所进行的消毒，是预防、控制传染病的发生与流行，保障人体健康的一种重要措施。疫源地消毒的分类：根据实施消毒时间的不同，疫源地消毒可分为随时消毒与终末消毒。随时消毒是指疫源地内有传染源存在时进行的消毒，目的是及时杀灭或去除传染源所排出的病原体，它需要多次重复进行。为便于工作的开展和保证消毒效果，应根据患者的病情尽可能做到分住室、分饮食、分生活用具。消毒的主要对象是患者的分泌物或排泄物（如呼吸道传染病主要为口鼻分泌物，肠道传染病主要为粪便，接触性传染病主要为脓液、痂皮等）、生活用品或用具、衣物、被单、居室和生活污水。终末消毒是指在传染源离开疫源地后对疫源地进行的一次彻底的消毒，如传染病患者住院、转移或死亡后，对其住所及污染的物品进行的消毒；医院内传染病患者出院、转院或死亡后，对病室进行的最后一次消毒。终末消毒的目的是杀灭或清除传染源遗留下来的病原微生物，这是消灭疫源地的重要措施。不同种类传染病的终末消毒执行如下：对甲类传染病和乙类传染病中的霍乱、鼠疫、天花、传染性非典型肺炎及肺炭疽、艾滋病、高致病性禽流感等，必须在当地疾病预防控制和监督机构的监督指导下，由有关单位和个人及时进行终末消毒处理，或由疾病预防控制和监督机构负责进行；对乙类传染病中的病毒性肝炎、细菌性痢疾、伤寒和副伤寒、脊髓灰质炎、白喉等，必须按照当地疾病预防控制机构提出的卫生要求，由患者的陪伴人员或所在单位进行终末消毒处理，也可由当地疾病预防控制机构组织进行终末消毒处理。

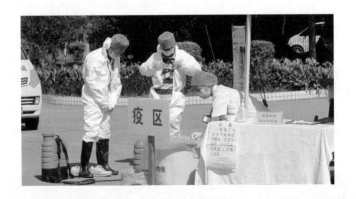

# 三、传染病
# 的预防和控制

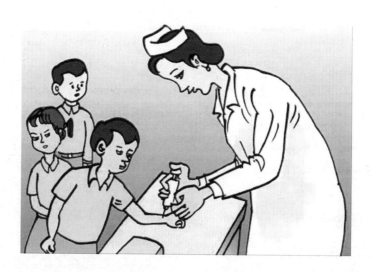

在我国，如果个人及医疗卫生单位发现传染病患者或者疑似患者时，应及时向附近的医疗机构或卫生防疫机构报告，这是早期发现传染病的重要措施。

对动物传染源，如属有经济价值的家禽、家畜，应尽可能加以治疗，必要时宰杀后加以消毒处理；如无经济价值的，则应设法消灭。

## 切断传播途径

切断传播途径包括以下方面。

1. 呼吸道传染病，在公共场所及家中必须保持空气通畅，必要时应进行空气消毒。

2. 消化道传染病，着重在管理饮食、管理粪便、保护水源、除四害、保持个人卫生等方面采取措施。

3. 虫媒传播传染病，可采用药物或其他措施以达到防虫、杀虫、驱虫的目的，并大力开展爱国卫生运动。

4. 有些传播因素复杂的寄生虫病，如血吸虫病，应采取多种措施，包括消灭钉螺、治疗患者及患牛、管理水源、管理粪便及个人防护等措施。

## 提高人群的免疫力

提高人群的免疫力有非特异性措施和特异性措施。非特异性措施包括参加体育活动，增强体质；注意卫生习惯；均衡营养；改善居住条件等。

特异性措施分为主动免疫和被动免疫。被动免疫是通过给易感者注射针对某种传染病的特异性抗体，达到迅速、短暂的保护作用，而主动免疫则是通过注射（或服用）某种传染病的疫苗、菌苗或类毒素，使易感者体内产生免疫力。有时主动免疫与被动免疫联合使用，可提高预防效果。采用何种方法，应在医生的指导下进行。

在我国，根据儿童的免疫特点和传染病发生的情况制定了一套免疫接种程序。按规定，婴儿必须在1岁内完成卡介苗，脊髓灰质炎三型混合疫苗，百日咳、白喉、破伤风类毒素混合制剂（简称百白破疫苗），麻疹疫苗和乙肝疫苗等5种疫苗的接种。此外，根据流行地区和流行季节进行乙型脑炎疫苗、流行性脑脊髓膜炎菌苗、风疹疫苗、流感疫苗、腮腺炎疫苗、甲肝疫苗等疫苗大接种。

## 传染病的防疫措施

传染病的防疫措施包括隔离和消毒。

### （一）隔离

传染病隔离是将处于传染病期的传染病患者、可疑患者安置在指定的地点，如传染病流行时的疫区、传染病院等，暂时避免与周围人群接触，便于治疗和护理。通过隔离，可以最大限度地缩小污染范围，减少传染病传播的机会。保护性隔离是指将免疫功能极度低下的易感染者置于无菌的环境中，使其免受感染，如器官移植病区等。

隔离的种类包括严格隔离、呼吸道隔离、消化道隔离、接触隔离、昆虫隔离、保护性隔离、血液与体液隔离。

一般根据各种疾病传染性的大小和传播途径的不同，而采取不同的隔离措施。

对于传染性极强的烈性传染病如霍乱、鼠疫、严重急性呼吸综合征（非典）等，采取严格隔离；对于在空气中经飞沫传播的感染性疾病如流行性感冒、流行性脑脊髓膜炎、肺结核等，采取呼吸道隔离；对于消化道传染病如细菌性痢疾、伤寒、甲型病毒性肝炎等采取消化道隔离或床边隔离；对于接触传播的疾病如皮肤炭疽、破伤风、气性坏疽等采取接触隔离；对于昆虫传播的疾病如疟疾、斑疹、流行性出血热等，采取虫媒隔离等。

隔离时间的长短应根据该种传染病的最长传染期而定。原则上是以患者没有传染性不能再传染给他人为度。除传染病患者外，接触传染病患者的接触者也应隔离观察，称为留验。留验期间如接触者发病则应立即隔离、治疗。若接触者未发病，观察期满即可解除隔离。观察期应按该种传染病的最长潜伏期计算。

**（二）消毒**

消毒是指杀死病原微生物但不一定杀死细菌芽孢的方法，分为疫源地消毒和预防性消毒两种，也可按照消毒水平的高低，分为高水平消毒、中水平消毒与低水平消毒。

疫源地消毒前面已经介绍过了。

预防性消毒是指在未发现传染源的情况下，对可能被病原体污染的物品、场所和人体进行消毒。如公共场所消毒、运输工具消毒、饮用水及餐具消毒、饭前便后等洗手均属之。对医院中手术后，免疫受损严重的患者，如对骨髓移植的患者隔离及消毒措施亦为预防性隔离。

我们通常用化学的方法来达到消毒的作用。用于消毒的化学药物叫作消毒剂，两种常用的消毒剂包括过氧乙酸消毒剂和氯化消毒剂。

1. 过氧乙酸消毒剂系广谱、速效、高效灭菌剂，该品是强氧化剂，可以杀灭一切微生物，对病毒、细菌、真菌及芽孢均能迅速杀灭，可广泛应用于各种器具及环境消毒。0.2% 溶液接触 10 分钟，基本可达到灭菌目的，用于空气、环境、预防消毒。

2. 氯化消毒剂性质稳定、易储存、使用方便、高效、消毒谱广，是环境消毒的首选消毒剂。它主要通过与水作用，生成次氯酸，透过细胞膜，破坏蛋白质、DNA 和 RNA，达到消毒的效果。

总之，传染病的防治与控制需要社会各界群众的共同努力，为我们能生活在一个健康的环境而努力。

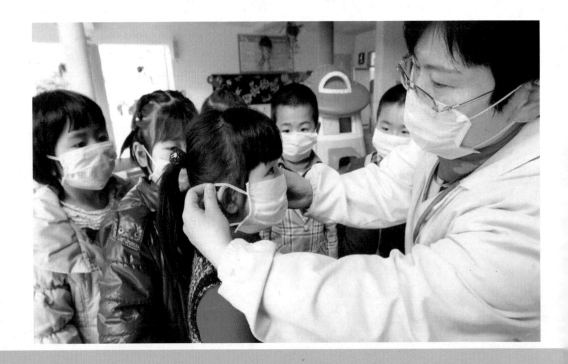

# 四、呼吸道传染病

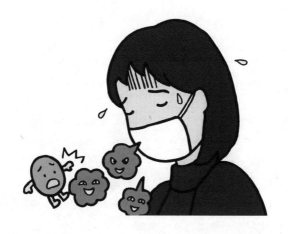

# 1. 流行性感冒

流行性感冒简称流感，是由流感病毒引起的一种常见的急性呼吸道传染病，其主要通过空气中的飞沫、人与人之间的接触或与被污染物品的接触传播。

 **警示**

流感起病急骤，畏寒、发热，体温在数小时至 24 小时内升达高峰，39~40 ℃甚至更高。伴头痛、全身酸痛、乏力、食欲减退。呼吸道症状较轻，咽干喉痛，干咳，可有腹泻。婴幼儿或老年人可能并发肺炎或心力衰竭。中毒型流感患者则表现为高热、说胡话、昏迷、抽搐，有时可以导致人死亡。

 **疾病概述**

流感病毒可分为甲（A）、乙（B）、丙（C）三型，其中甲型病毒经常发生抗原变异，传染性大，传播迅速，易发生大范围流行，所以说甲型流感病毒引起的流感对我们造成的危害是最严重的。平常所说的甲型 H1N1 流感就属于甲型流感病毒引起的。

传染源：流感患者及隐性感染者为主要传染源。发病后 1~7 天有传染性，病初 2~3 天传染性最强。猪、牛、马等动物可能传播流感。

传播途径：以空气飞沫传播为主，流感病毒在空气中大约存活半小时。

易感人群：人群普遍易感，病后有一定的免疫力。三型流感之间、甲型流感不同亚型之间无交叉免疫，可反复发病。

流感的流行有明显的季节性和周期性，常易发生暴发、流行。流行季节常在某些局限的范围内，如社区或单位发生暴发；当新的亚型产生时则可出现大流行。

流感的并发症：细菌性支气管炎、肺炎、中毒性休克、中毒性心肌炎。

 **药物治疗**

● 合并感染时应用抗感染药物。

● 甲基金刚烷胺、抗病毒口服液：金刚烷胺为 M2 离子阻断剂，可阻断病毒吸附于敏感细胞，抑制病毒复制，对甲型流感有效。发病 48 小时内用药效果好。

● 中医常用的感冒药物：如板蓝根、金银花、小柴胡等。

● 维生素 C：给儿童选用缓冲过的抗坏血酸钙。

● 维生素 A 加 β－胡萝卜素：一种强力抗氧化剂及免疫促进剂。

● 葡萄糖酸锌含片：强力免疫促进剂。一出现流行感冒迹象立刻服用，直至症状消除。对儿童也如法炮制。

● 蒜头精胶囊：蒜头能增进免疫力。它是一种天然抗生素，有清洁体内毒素的功效。

● 蛋白质：修复组织及控制发热。单一氨基酸较快被身体吸收利用。

● 综合矿物质或海带：矿物质是预防及治疗疾病必需的物质。

● 蛋白质分解酵素：有抗病毒功效。消炎。

● B 族维生素：为所有细胞内的酵素功能所需。

**及时就诊**

畏寒、发热，体温在数小时至 24 小时内升达高峰，39 ~ 40 ℃甚至更高。伴头痛、全身酸痛、乏力、食欲减退。呼吸道症状较轻，咽干喉痛，干咳，可有腹泻。颜面潮红，眼结膜外眦充血，咽部充血，软腭上有滤疱。所以当出现发热及打喷嚏、流鼻涕等上呼吸道症状，或突然畏寒、头痛、全身酸痛、干咳、胸痛、恶心、食欲不振等症状时，请及时就诊。

 **自己如何做**

● 出现症状应当及时就医。
● 卧床休息，多饮水，进食流质或半流质饮食，适宜营养，补充维生素，进食后以温开水或温盐水漱口，保持口鼻清洁。
● 常用热水泡脚。
● 对于流感症状早发现、早报告、早隔离、早治疗。
● 勤开窗通风，有流感症状时，及早戴上口罩就医。
● 确诊后可适当隔离治疗，跟家人分餐，分室居住。严重者住院治疗。
● 患者的毛巾、脸盆等用具要分开存放。
● 患者的痰和鼻涕等分泌物要包好或流水冲走。

 **进一步建议**

每年应接种 1 次流感疫苗，通常 2 周至 1 个月可产生有效抗体。下列情况禁用：对鸡蛋过敏者、急性传染病患者、精神病患者、妊娠早期、6 个月以下婴儿。

 **预防方法**

**1** 流行期间，避免集会或集体娱乐活动，老、幼、病、残等易感者少去人群密集的公共场所，注意通风，必要时对公共场所进行消毒。

**2** 患者用具及分泌物要彻底消毒。

**3** 流感病毒不耐热，100 ℃ 1 分钟或 56 ℃ 30 分钟情况下可以灭活，对常用消毒剂敏感（1% 甲醛、过氧乙酸、氯化消毒剂等），对紫外线敏感；但耐低温和干燥，−20 ℃以下仍可存活。

**4** 不接触流感患者。

**5** 出现流感症状应尽早就医，不要带病上班、上课。

**6** 室内要做好通风和消毒，定期清洗空调空气过滤网，减少大型集会活动。

**7** 不随地吐痰，打喷嚏、咳嗽要捂住口鼻并洗手。

**8** 接种流感疫苗，老、弱、病、幼者优先接种。口服抗病毒药物或中药。

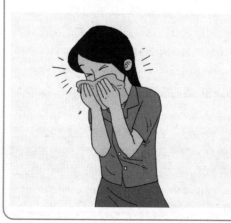

# 2.H7N9 禽流感病毒感染

H7N9 型禽流感是一种新型禽流感，于 2013 年 3 月底在上海和安徽两地率先发现。H7N9 型禽流感是全球首次发现的新亚型流感病毒，尚未纳入我国法定报告传染病监测报告系统，并且至 2013 年 4 月初尚未有疫苗推出。

**警示**

人类对禽流感病毒普遍缺乏免疫力，人感染高致病性禽流感病毒后病死率高，无特效药和疫苗，任何年龄均可能被感染。所以，一定要做到早报告、早诊断、早发现、早隔离、早治疗。

 **疾病概述**

被该病毒感染的患者均在早期出现发热等症状，至 2013 年 4 月尚未证实此类病毒是否具有人传染人的特性。

所有人类的流感病毒都可以引起禽类流感，但不是所有的禽流感病毒都可以引起人类流感，禽流感病毒中，H5、H7、H9 可以传染给人，其中 H5 为高致病性。H7N9 亚型禽流感病毒是其中的一种，既往仅在禽间发现，未发现过人的感染情况。这个病毒的生物学特点、致病力、传播力，还没有依据进行分析判断。

本病潜伏期一般为 7 天以内。病毒对紫外线敏感，加热至 56 ℃30 分钟或煮沸 2 分钟即被灭活；对大多数防腐消毒药敏感。

对低温抵抗力较强，在 4 ℃可保存数周，在冷冻的禽肉和骨髓中可存活 10 个月。在干燥尘埃中可存活 2 周，存在于口腔、鼻腔和粪便中的病毒由于受到有机物的保护，有较大的抵抗力。

传染源：主要为患禽流感或携带禽流感病毒的鸡、鸽子、鸭、鹅等禽类，特别是鸡；野禽在禽流感的自然传播中扮演了重要角色。

传播途径：经呼吸道传播，也可通过密切接触感染的家禽分泌物和排泄物、受病毒污染的水等被感染，直接接触病毒毒株也可被感染。目前尚无人与人之间传播的确切证据。

易感人群：一般来说，人类呼吸道缺少与禽流感病毒特异性结合的受体，因此人并不容易感染禽流感病毒。但一旦感染，则人类对禽流感病毒普遍缺乏抗体、无抵抗力。任何年龄均可能被感染。

高危人群：从事家禽养殖业者，在发病前 1 周内去过家禽饲养、销售及宰杀等场所者及接触禽流感病毒感染材料的实验室工作人员为高危人群。

临床表现：患者一般表现为流感样症状，如发热、咳嗽、少痰，可伴有头痛、肌肉酸痛和全身不适。重症患者病情发展迅速，表现为重症肺炎，体温大多持续在 39 ℃以上，出现呼吸困难，可伴有咯血痰；可快速进展，出现急性呼吸窘迫综合征、纵隔气肿、脓毒症、休克、意识障碍及急性肾损伤等。

 **及时就诊**

若有发热及呼吸道症状，应戴上口罩，尽快就诊，并切记告诉医生发病前有无外游或与禽类接触史。

**药物治疗**

- 对症治疗：可吸氧，应用解热药、止咳祛痰药等。
- 抗病毒药物：应尽早应用抗流感病毒药物。
- 神经氨酸酶抑制剂：可选用奥司他韦或扎那米韦，临床应用表明对禽流感病毒 H5N1 和 H1N1 感染等有效，推测对人感染 H7N9 禽流感病毒应有效。
- 离子通道 M2 阻滞剂：目前实验室资料提示金刚烷胺和金刚乙胺耐药，不建议单独使用。
- 中药治疗。

 **自己如何做**

- 发现症状及时就诊，隔离治疗。
- 患者应注意休息、多饮水、增加营养，饮食易于消化。
- 密切观察病情变化，预防并发症。
- 重症患者应入院治疗。
- 如在境外出现流感样症状（发热、咳嗽、流涕等），应立即就医（就医时应戴口罩），并向当地公共卫生机构和检验检疫部门说明。

 **进一步建议**

对出现呼吸功能障碍的患者给予吸氧及其他相应呼吸支持，发生其他并发症的患者应积极采取相应治疗。

 **预防方法**

**1** 控制传染源。开展接触人群和禽类流感疫情监测。一旦发现禽类或其他动物感染 H7N9 禽流感病毒，应按照《中华人民共和国动物检疫法》有关规定，对疫源地进行彻底消毒，对患者及疑似患者进行隔离。

**2** 切断传播途经。对发现有禽类的养殖场，曾销售禽类的摊档，患者所在单位、家庭等进行消毒，对病死禽类等废弃物应立即就地销毁或深埋；收治患者的门诊和病房按禽流感、SARS（传染性非典型肺炎）标准做好隔离消毒；患者及其标本按照不明原因肺炎病例要求进行运送和处理。

**3** 养成良好的个人卫生习惯，充足睡眠、勤于锻炼、减少压力、足够营养；避免接触有流感样症状（发热、咳嗽、流涕等）或肺炎等呼吸道患者；注意个人卫生，经常使用肥皂和清水洗手，尤其在咳嗽或打喷嚏后；避免前往人群拥挤的场所；咳嗽或打喷嚏时用纸巾遮住口鼻，然后将纸巾丢进垃圾桶。

**4** 发现疫情时，应尽量避免与禽类接触；公众特别是儿童应避免密切接触家禽和野禽。

**5** 保持室内清洁，使用可清洗的地垫，避免使用难以清理的地毯，保持地面、天花板、家具及墙壁清洁，确保排水道通畅；保持室内空气流通，应每天开窗换气两次，每次至少 10 分钟，或使用抽气扇保持空气流通；尽量少去空气不流通的场所。

**6** 应尽量在正规的销售场所购买经过检疫的禽类产品。注意饮食卫生，进食禽肉、蛋类要彻底煮熟，加工、保存食物时要注意生、熟分开；养成良好的卫生习惯，搞好厨房卫生，不生食禽肉和内脏，解剖家禽、家畜及其制品后要彻底洗手。

**7** 注意生活用具的消毒处理。禽流感病毒不耐热，对干燥、紫外线照射及汞、氯等常用消毒剂都很敏感。

# 3. 其他禽流感病毒感染

禽流感主要是指禽中流行的由流感病毒引起的感染性疾病。禽流感病毒可分为高致病性禽流感病毒、低致病性禽流感病毒和无致病性禽流感病毒。高致病性禽流感病毒目前只发现H5和H7两种亚型。由于种属屏障，禽流感病毒只在偶然的情况可以感染人。

### ⚠ 警示

人感染禽流感病毒后常表现为高热等呼吸道症状，往往很快发展成肺炎，甚至急性呼吸窘迫综合征和全身器官衰竭，甚至死亡。

 **疾病概述**

既往确认感染人的禽流感病毒有H5N1、H9N2、H7N2、H7N3、H7N7、H5N2、H10N7，症状表现各不相同，可以表现为呼吸道症状、结膜炎，甚至死亡。流感病毒可分为甲（A）、乙（B）、丙（C）三型。其中，甲型流感依据流感病毒血凝素蛋白（HA）的不同可分为1~16种亚型，根据病毒神经氨酸酶蛋白（NA）的不同可分为1~9种亚型，HA不同亚型可以与NA的不同亚型相互组合形成多达144种不同的流感病毒。而禽类特别是水禽是所有这些流感病毒的自然宿主。

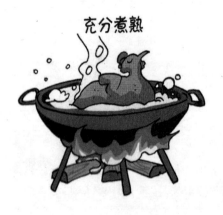
充分煮熟

 **自己如何做**

● 若接触禽类后有流感症状，应立即到医院发热门诊就医。
● 若怀疑或确诊为人禽流感，立即住院隔离治疗。
● 密切接触患者的人员需隔离医学观察，做好预防服药。
● 对患者和病禽的活动场所及接触过的物品消毒。
● 不接触禽流感患者和异常死亡的禽类。
● 该病流行期间，减少公共活动，消毒公共场所。

### 预防方法

**1** 勤洗手、室内勤通风换气、注意营养、保持良好体质有利于预防流感等呼吸道传染病。

**2** 出现打喷嚏、咳嗽等呼吸道感染症状时，要用纸巾、手帕掩盖口鼻，预防感染他人。

**3** 特别注意尽量避免直接接触病死禽、畜。

**4** 禽肉类、蛋类要彻底煮熟，不吃死鸡、死鸭等禽肉。

**5** 消毒生活用具。

**6** 多食用富含维生素C的食物，或服用抗流感病毒药物预防。

# 4. 甲型 H1N1 流感

甲型 H1N1 流感（甲流）是由变异后的新型甲型 H1N1 流感病毒引起的急性呼吸道传染性疾病。甲型流感病毒根据其表面结构及其基因特性的不同，又可分成许多亚型。

> **警示**
>
> 甲流患者高热会持续3~4天。80%以上甲流患者会出现严重头痛。大多数甲流患者会有发热恶寒、严重的疲劳感与虚弱症状。

 **及时就诊**

发热（腋温≥37.5℃），流涕，鼻塞，咽疼，咳嗽，头疼，肌肉疼痛，乏力，呕吐和（或）腹泻。

 **疾病概述**

甲流通过飞沫或气溶胶经呼吸道传播，也可通过口腔、鼻腔、眼睛等处黏膜直接或间接接触传播，接触甲流患者的呼吸道分泌物、体液和被病毒污染的物品也可能感染。甲流患者是主要传染源。人群间传播主要是以感染者的咳嗽和打喷嚏为媒介。

甲型 H1N1 流感的潜伏期一般 1~7 天，人群普遍易感，以青壮年为主。甲流患者一般在 3~6 小时会急速发热 (37.8℃以上)，发热会持续 3~4 天。80% 以上甲流患者会出现严重头痛。大多数甲流患者会有发热恶寒、严重的疲劳感与虚弱症状。

 **预防方法**

**1** 保持双手清洁，勤洗手，并尽量使用消毒洗手液。

**2** 咳嗽或打喷嚏时要用纸巾掩盖口鼻，然后把纸巾丢进垃圾桶。没有纸巾时打喷嚏或咳嗽要用手捂住口鼻，然后应立即用皂液洗手。平时应避免用手触摸自己的眼睛、鼻子和嘴。不要随地吐痰，应将口鼻分泌物用纸巾包好，弃置于有盖垃圾箱内。

**3** 有呼吸道感染症状或发热时，应戴上口罩，并及早就诊，同时注意避免上班或上学，包括前往公共场所。

**4** 居室每天开窗通风数次（冬天要避免穿堂风），保持室内空气新鲜，尽量参加户外锻炼。

**5** 平时应多到户外参加体育锻炼，呼吸新鲜空气，可以每天进行散步、慢跑、做操、打拳等运动。使身体气血畅通，筋骨舒展，增强体质。

**6** 睡好休息好。生活有规律，劳逸结合，不要过分疲劳。

##  自己如何做

- 出现症状应当及时就医。
- 休息、多饮水，密切观察病情变化。
- 对于流感症状早发现、早报告、早隔离、早治疗。
- 患者的毛巾、脸盆等用具要分开存放。
- 患者的痰和鼻涕等分泌物要包好或流水冲走。
- 对用物进行消毒，流感病毒在暴露于 75 ~ 100 ℃条件下能够被破坏，也可使用含有酒精的纸片或液体清洁手，摩擦双手至干为止。

##  药物治疗

- 退热药物。
- 抗病毒药物，如达菲等。
- 小剂量糖皮质激素：对病情严重者（如出现感染中毒性休克合并急性呼吸窘迫综合征），可考虑给予治疗。不推荐使用大剂量糖皮质激素。
- 中药治疗：老年人、儿童应在医师的指导下适当减量服用；慢性疾病患者及经期、产后妇女慎用，孕妇禁用；预防感冒的中药不宜长期服用。

## 进一步建议

接种疫苗是预防甲型 H1N1 流感流行的有效手段之一。接种甲型 H1N1 疫苗后，可刺激机体产生针对甲型 H1N1 流感病毒的抗体，对该病毒所致流感可起到免疫预防作用。

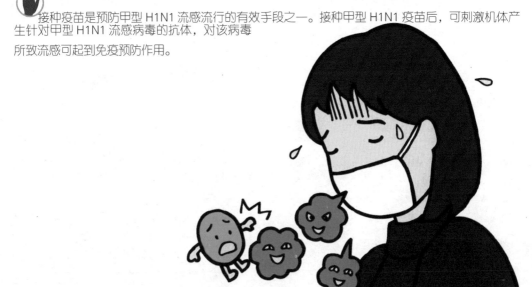

# 5. 传染性非典型肺炎

传染性非典型肺炎，简称 SARS，是一种因感染 SARS 冠状病毒引起的新的呼吸系统传染性疾病。主要通过近距离空气飞沫传播，以发热、头痛、肌肉酸痛、乏力、干咳少痰等为主要临床表现，严重者可出现呼吸窘迫。本病具有较强的传染性，在家庭和医院有显著的聚集现象。

> **警示**
>
> 本病主要经近距离飞沫、接触患者及其呼吸道分泌物等传播。能人传人，病死率较高。出现症状时应尽快到医院就诊。

 **疾病概述**

传染性非典型肺炎（也称严重急性呼吸综合征，SARS），也就是大家所说的非典，是由 SARS 冠状病毒引起的一种具有明显传染性、可累及多个脏器系统的特殊肺炎，世界卫生组织将其命名为严重急性呼吸综合征。临床上以发热、乏力、头痛、肌肉关节酸痛等全身症状和干咳、胸闷、呼吸困难等呼吸道症状为主要表现，部分病例可有腹泻等消化道症状；胸部X线检查可见肺部炎性浸润阴影、实验室检查外周血白细胞计数正常或降低、抗生素治疗无效是其重要特征。重症病例表现明显的呼吸困难，并可迅速发展成为急性呼吸窘迫综合征。

传统医学上的非典型肺炎是相对典型肺炎而言的，典型肺炎通常是由肺炎球菌等常见细菌引起的大叶性肺炎或支气管肺炎。症状比较典型，如发热、胸痛、咳嗽、咳痰等，实验室检查血液中白细胞增高，抗生素治疗有效。非典型肺炎本身不是新发现的疾病，它多由病毒、支原体、衣原体、立克次体等病原引起，症状、肺部体征、验血结果等都没有典型肺炎感染那么明显。

传染性非典型肺炎的潜伏期为 2～10 天。起病急骤，多以发热为首发症状，体温高于 38 ℃，常呈持续性高热，可有寒战、咳嗽、少痰，偶有血丝痰、心悸、呼吸困难或呼吸窘迫。可伴有肌肉关节酸痛、头痛、乏力和腹泻。患者多无其他上呼吸道症状（咳嗽、流涕、打喷嚏、鼻塞等）。肺部体征不明显，部分患者可闻及少许湿啰音，或有肺实变体征。

 **药物治疗**

目前该病还缺乏特异性治疗手段。强调在个体治疗过程中针对患者的不同情况采取应对措施。临床上以对症治疗和针对并发症的治疗为主。应尽量避免多种药物（如抗生素、抗病毒药、免疫调节剂、糖皮质激素等）长期、大剂量地联合应用。

**自己如何做**

如果发现了咳嗽、发热（体温达 38 ℃以上）、全身酸痛等症状，要及早去医院就医。另外要注意个人卫生，打喷嚏和咳嗽时应用纸巾遮挡。并且减少与家人、同事等人员的密切接触机会，与他人在一起时要注意保持室内空气流通。

若为疑似或确诊患者，立即住院隔离治疗。

密切接触者要主动接受医学观察。若出现发热、咳嗽等，应立即诊治。

做好个人防护，尽量不去医院和人群密集的公共场所。

配合有关部门做好流行病学调查、封锁疫区、隔离病区等工作。

不要探望或接触疑似患者和确诊患者。

减少大型活动，不去人多或人员密集的地方。

提倡用抗流感疫苗和服用中药预防。

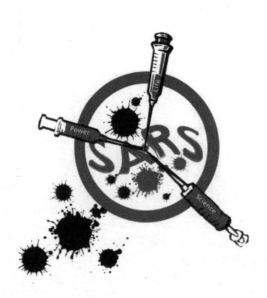

 **预防方法**

**1** 加强个人卫生，勤洗手，减少或避免经手传播非典型肺炎的机会。

**2** 室内经常通风换气，保持生活、工作环境的空气流通，搞好环境卫生，勤晒衣服和被褥等。经常到户外活动，呼吸新鲜空气，增强体质。

**3** 保持良好的个人卫生习惯，打喷嚏、咳嗽和清洁鼻子后要洗手，洗手后用清洁的毛巾和纸巾擦干，另外，不要共用毛巾。

**4** 根据天气变化，注意防寒保暖；多参加锻炼，增强自身抵抗疾病的能力。

**5** 注意均衡饮食，定期运动，充足休息，减轻压力和避免吸烟。

**6** 与呼吸道传染病患者接触需戴口罩，注意手的清洁和消毒。

**7** 避免接触可疑的动物。不去野生动物市场，不吃果子狸、蛇等野生动物。

**8** 冬春季节特别要注意减少对呼吸道的刺激，不吸烟，不喝酒，不食辛辣等刺激性食物。

**9** 注意保暖和多喝水，春季十分干燥，空气中粉尘的含量高，鼻黏膜容易受损，多喝水，让黏膜保持湿润，可有效抵抗疾病。

**10** 注意交通工具的通风换气，保持空调设备的良好性能，并经常清洗隔尘网。

# 6. 麻疹

麻疹是由麻疹病毒引起的急性呼吸道传染病，显性感染率最高的传染病，临床表现有发热、咳嗽、流涕、眼结膜炎、口腔麻疹黏膜斑（科普利克斑）及皮肤斑丘疹。

**警示**

如果患者出现高热不退，呼吸急促，咳嗽加剧，鼻翼扇动，口周紫红，四肢冰凉，脉搏细弱，心率加快，皮疹隐退或出疹不全，声音嘶哑，哮吼样咳嗽，嗜睡或惊厥等症状，说明患者有其他并发症，应立即送医院治疗；患儿的家长更应留心观察孩子的病情，防止延误病情治疗。

##  疾病概述

麻疹病毒的特点：只有一种血清型，对外界抵抗力弱，感染组织导致多核巨细胞病变。

传染源：患者是唯一的传染源，发病前2天至出疹后5天内均具有传染性。

传播途径：经呼吸道飞沫传播，间接传播甚少见。

人群易感性：人类普遍易感，病后可获得持久免疫力。

流行特征：以冬春季多见，好发于6个月至5岁的小孩。平均发病年龄下多见局部暴发流行。

临床表现：潜伏期为6~21天，平均为10天左右。

前驱期：一般持续3~4天。急性起病，发热、上呼吸道发炎、眼结膜炎。在病程2~3天时，90%以上患者口腔出现麻疹黏膜斑，为麻疹前驱期的特征性体征。

出疹期：病程第3~4天时发热，呼吸道症状明显加重。开始出现皮疹。皮疹首先见于耳后、发际，渐至前额、面、颈。自上而下至胸、腹、背及四肢，最后达手掌与足底，2~3天遍及全身。

恢复期：全身症状明显减轻，皮疹消退，留有浅褐色色素沉着斑，1~2周消失。疹消退时有糠麸样细小脱屑。

血常规：白细胞总数减少，淋巴细胞相对增多。

血清学检查：测定血清特异性 IgM 和 IgG 抗体。

## 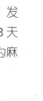 及时就诊

出现发热、上呼吸道发炎、眼结膜炎、皮疹等症状请及时就诊。

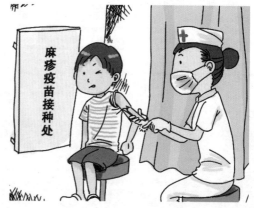

**自己如何做**

1. 护理人员要戴好口罩或注射麻疹疫苗，以防交叉感染。

2. 居室应常通风，因在阳光下或流动空气中 20 分钟麻疹病毒会失去致病力，但要避免患者被风直接吹到。避免阳光直晒，可用深色窗帘遮盖，室内应保持一定的温湿度，地面可泼洒一些水。

3. 由于患者高热，热量消耗较大，应鼓励患者少量多餐，进食一些流质、半流质饮食，多喝开水。

4. 前期、出疹期体温在 39.5 ℃以上时，可以用紫雪散、柴胡、清热解毒散等缓和的退热剂退热，把握热度，不能降得过猛，以免剧烈的退热会使疹子发散不充分，头部可敷温湿毛巾，切忌酒精擦浴、冰袋降温。

5. 口腔应保持湿润清洁，可用盐水漱口，每天重复几次。

 **进一步建议**

麻疹可通过打喷嚏、咳嗽、说话时产生的飞沫传播，所以接种疫苗是预防麻疹最经济、最有效的方法。

 **预防方法**

**1** 对室内环境进行消毒，室内湿式扫除，开窗通风使病毒迅速排出室外。集体单位发生病例后医学观察期内停止集体活动，减少病毒的传播范围。

**2** 接种疫苗是预防麻疹最有效的措施，因此对 5 年内未接种过麻疹疫苗者，45 岁以下无麻疹患病史者，均应尽快应急接种。

**3** 易感者都应接种麻疹减毒活疫苗。我国目前定于 8 个月时初种，4 岁时加强一次。

**4** 年幼体弱及患病者如接触麻疹患者，5 天内进行被动免疫可免于发病，5～9 天进行则仅能减轻病情。

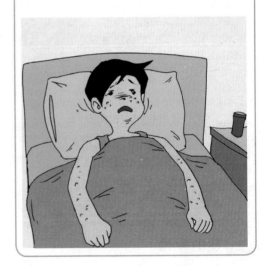

# 7. 风疹

风疹是由风疹病毒引起的一种常见的急性传染病。以发热、全身皮疹为特征,常伴有耳后、枕部淋巴结肿大。由于全身症状一般较轻,病程短,人们往往认为本病无关紧要,但是近年来风疹暴发流行中重症病例屡有报道。

## 警示

本病儿童与成人均可发病。如果孕妇感染风疹,将会严重损害胎儿。风疹病毒可在胎盘或胎儿体内(以及出生后数月甚至数年)生存增殖,产生长期、多系统的慢性进行性感染。

## 疾病概述

风疹常为隐性感染,皮疹可有,也可无,常见并发症为关节痛、关节炎、脑炎及血小板减少性紫癜。

1. 前驱期:较短暂,为1~2天,症状亦较轻微。低热或中度发热、头痛、食欲减退、疲倦、乏力及咳嗽、打喷嚏、流涕、咽痛、结膜充血等轻微上呼吸道炎症。偶伴呕吐、腹泻、鼻衄、齿龈肿胀等。部分患者软腭及咽部可见玫瑰色或出血性斑疹,但颊黏膜光滑,无充血及黏膜斑。

一般来说,婴幼儿患者前驱期症状常较轻微,或无前驱期症状。而年长儿及成人患者则较显著,并可持续5~6天。

2. 出疹期:通常于发热1~2天后出现皮疹,皮疹初见于面颈部,迅速向下蔓延,1天内布满躯干和四肢,但手掌、足底大都无疹。皮疹初起呈细点状淡红色斑疹、斑丘疹或丘疹,直径2~3毫米。面部、四肢远端皮疹较稀疏,部分融合类似麻疹。躯干,尤其是背部皮疹密集,融合成片,又类似猩红热。皮疹一般持续3天(1~4天)消退,亦有人称为"三日麻疹"。面部有疹为风疹之特征,少数患者出疹呈出血性,同时伴全身出血倾向,出疹期常伴低热,轻度上呼吸道炎,脾肿大及全身浅表淋巴结肿大,其中尤以耳后、枕部、颈后淋巴结肿大最为明显,肿大淋巴结轻度压痛,不融合,不化脓。有时风疹患者脾脏及淋巴结肿大可在出疹前4~10天亦逐渐恢复,但完全恢复正常,常需数周以后。皮疹消退后一般不会留色素沉着,亦不脱屑。仅少数重症患者可有细小糠麸样脱屑,大块脱皮则极少见。

无皮疹性风疹:风疹患者可以只有发热、上呼吸道炎、淋巴结肿痛,而不出皮疹。也可以在感染风疹病毒后没有任何症状、体征,血清学检查风疹抗体为阳性,即所谓隐性感染或亚临床型患者。

## 及时就诊

上呼吸道炎症,低热、特殊斑丘疹,耳后、枕部淋巴结肿痛,视网膜上常出现棕褐或黑褐色的大小不一的点状或斑纹状色素斑点。

## 自己如何做

风疹患者一般症状轻微，不需要特殊治疗。症状较显著者，应卧床休息，进食流质或半流质饮食。对高热、头痛、咳嗽、结膜炎者可给予以对症处理。

脑炎高热、嗜睡、昏迷、惊厥者，及时入院治疗。

先天性风疹患儿，自幼即应有良好的护理、教养，医护人员应与患儿父母、托儿所保育员、学校教师密切配合，共同观察患儿生长发育情况，测听力，矫治畸形，必要时采用手术治疗青光眼、白内障、先天性心脏病等。帮助患儿学习生活知识，培养劳动能力，以便使其克服先天缺陷。

 ## 药物治疗

除对症治疗外，干扰素、病毒唑等似有助于减轻病情。

 ## 预防方法

因本病症状多轻，一般预后良好，故似不需要特别预防，但先天性风疹危害大，可造成死胎、早产或多种先天畸形，因此预防应着重在先天性风疹。

**1** 患者应隔离至出疹后 5 天。但本病症状轻微，隐性感染者多，故易被忽略，不易做到全部隔离。一般接触者可不进行检疫，但妊娠期特别是妊娠早期的妇女在风疹流行期间应尽量避免接触风疹患者。

**2** 接种疫苗。目前我国已制成风疹减毒活疫苗，有的地方已开始使用并将逐步纳入计划免疫执行，重点免疫对象中包括婚前育龄妇女，含高中及初中毕业班女生。免疫球蛋白预防风疹的效果至今尚不肯定。

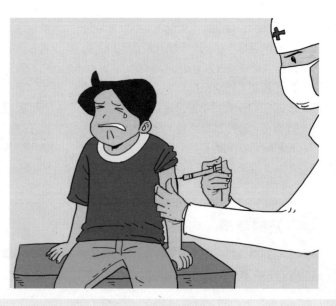

# 8. 流行性腮腺炎

流行性腮腺炎（简称腮腺炎或流腮）是儿童和青少年中常见的呼吸道传染病，成人中也有发病。本病由腮腺炎病毒所引起，该病毒主要侵犯腮腺，但也可侵犯各种腺组织神经系统及肝、肾、心脏、关节等几乎所有的器官。因此除腮腺肿痛外，常可引起脑膜脑炎、睾丸炎、胰腺炎、卵巢炎等。

> **警示**
>
> 流行性腮腺炎病毒在人与人之间通过飞沫传播，感染者咳嗽、打喷嚏或者交谈时，口腔、鼻腔或喉部的唾液或黏液会感染其他人。也可以通过间接接触的方式传播，如腮腺炎患者在未洗手的情况下接触物品或表面，而易感者再次接触同样的物品或表面，且用手再接触自己的嘴巴或鼻子后，可能会感染病毒。

##  疾病概述

**传染源**：早期患者和隐性感染者。病毒存在于患者唾液中的时间较长，腮肿前6天至腮肿后9天均可自患者唾液中分离出病毒，因此在这两周内有高度传染性。如感染腮腺炎病毒后，无腮腺炎表现，而有其他器官如脑或睾丸等症状者，则唾液及尿亦可检出病毒。在大流行时30%～40%患者仅有上呼吸道感染的亚临床感染，是重要传染源。

**传播途径**：本病毒在唾液中通过飞沫传播（唾液及污染的衣服也可传染），其传染力较麻疹、水痘为弱。孕妇感染本病可通过胎盘传染胎儿，而导致胎儿畸形或死亡，流产的发生率也增加。

**易感人群**：人群普遍易感，其易感性随年龄的增加而下降。青春期后发病男性多于女性。病后可有持久免疫力。

本病潜伏期8～30天，平均为18天。最近10多年来我国流腮病情较前加重，表现为热程长，并发症增多，住院患儿占门诊患儿的比例也增多。起病大多较急，有发热、寒意、头痛、咽痛、食欲不佳、恶心、呕吐、全身疼痛等，数小时至1～2天后，腮腺即显著肿大。

发热为38～40℃不等，症状轻重也很不一致，成人患者一般较严重。腮腺肿胀最具特征性：一侧先肿胀，但也有两侧同时肿胀者；一般以耳垂为中心，向前、后、下发展，状如梨形而具坚韧感，边缘不清。当腺体肿大明显时出现胀痛及感觉过敏，张口咀嚼及进食酸性食物时更甚。局部皮肤紧张发亮，表面灼热，但多不红，有轻触痛。腮腺四周的蜂窝组织也可呈水肿，可上达颞部及颧骨弓，下至颌部及颈部，胸锁乳突肌处也可被波及（偶尔水肿可出现于胸骨前），因而使面貌变形。

通常一侧腮腺肿胀后1～4天（偶尔1周后）累及对侧，双侧肿胀者约占75%。颌下腺或舌

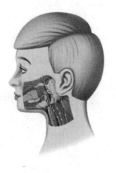
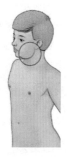

下腺也可同时被波及，颌下腺肿大时颈部明显肿胀，颌下可扪及柔韧而具轻触痛的椭圆形腺体。舌下腺也可同时被累及，舌下腺肿大时可见舌及颈部肿胀，并出现吞咽困难。

腮腺管口（位于上颌第二磨牙旁的颊黏膜上）在早期常有红肿。唾液分泌初见增加，继因潴留而减少，但口干症状一般不显著。

腮腺肿胀大多于 1～3 天达到高峰，持续 4～5 天逐渐消退而回复正常。整个病程常 10～14 天。

不典型病例可无腮腺肿胀而以单纯睾丸炎或脑膜脑炎的症状出现，也有仅见颌下腺或舌下腺肿胀者。

## 自己如何做

● 患者要与健康人分开隔离，居室要定时通风换气，保持空气流通。

● 患者要注意休息，调节饮食。由于腮腺肿大可引起进食困难，因此要吃一些富有营养、易于消化的半流食或软食，如稀饭、面片汤、鸡蛋羹等。不要吃酸辣、甜味及干硬的食物，以免刺激唾液腺分泌，使腮腺的肿痛加重。

● 患者要注意口腔卫生，经常用温盐水或复方硼砂液漱口，以清除口腔内的食物残渣，防止出现继发性细菌感染。

● 患者如果发热超过 39 ℃，可采用头部冷敷、温水擦浴等方法，或在医生的指导下服用退热止痛药，如阿司匹林、扑热息痛等，以缓解患者的症状。

● 患者如果出现睾丸肿大，伴有压痛感时，可用冷水浸过的毛巾对局部进行冷敷，并用"丁"字形布带将睾丸托起来，以改善患者的局部症状。

## 及时就诊

本病以耳下部肿大为首发病象，少数病例可有短暂非特异性不适（数小时至 2 天），可出现肌肉酸痛、食欲不振、倦怠、头痛、低热、结膜炎、咽炎等症状。出现上述症状应及时就诊。

## 药物治疗

对高热、头痛、呕吐者，应给予解热镇痛剂、脱水剂等对症治疗。对重症患者或同时伴有脑膜炎或睾丸炎者，可考虑用肾上腺皮质激素治疗，以缓解症状。

## 进一步建议

注射麻腮风疫苗，接种第一剂麻腮风疫苗后，97% 的接种者会对腮腺炎病毒产生比较好的免疫力。接种第二剂疫苗主要目的是对第一次接种后没有产生免疫反应的人进行补种，但接种过两针后仍有极少数人不会产生保护。

### 预防方法

1 管理传染源：早期隔离患者直至腮腺肿完全消退为止。接触者不一定检疫，但在集体儿童机构、部队等地方应留验 3 周，对可疑者应立即暂时隔离。

2 药物预防：采用板蓝根 30 克或金银花 9 克煎服，每日 1 剂，连续 6 天。

# 9. 百日咳

百日咳是小儿常见的急性呼吸道传染病，百日咳杆菌是本病的致病菌。其特征为阵发性痉挛性咳嗽，咳嗽末伴有特殊的吸气吼声，病程较长，可达数周甚至 3 个月左右，故有百日咳之称。

 **警示**

新生儿几乎无法从母亲那里获得百日咳的免疫力，因此也会被感染。其中又以 2 岁以下的幼儿感染率较高，月龄较小的婴儿，如果严重的话，也有可能会危害到生命。

##  疾病概述

病因：本病是由感染百日咳杆菌所引起的。

感染到百日咳杆菌，会造成激烈的咳嗽，且咳嗽会持续长达 2~3 个月，为一种严重的疾病。百日咳杆菌是经由咳嗽和打喷嚏来传染，潜伏期为 1~2 周。

症状：激烈的咳嗽且相当难受。发病最初是打喷嚏、咳嗽等，类以感冒的症状。一般感冒的咳嗽，1 周左右就会结束，而百日咳的咳嗽则是越来越严重，但发热的情形并不常见。

病程经过 2 周后，夜间咳嗽比日间严重。像机关枪一样持续激烈的咳嗽，会使患者有近乎窒息的感觉，甚至咳得脸红脖子粗。在咳嗽结束时，患者会特别用力吸气，气流通过紧张狭窄的声门发出一种高调的吼声，如鸡鸣或犬吠样，此为百日咳的咳嗽症状，称为"鸡鸣样回声"。

咳嗽 1 次长达 2~3 分钟，一天中就会咳上数十次，晚上也会咳到无法入眠。出生 6 个月以下的婴儿，在激烈的咳嗽后，无法像成人一样吸气，就会造成呼吸困难，在这样的情况下，可能会造成呼吸停止或引起痉挛，当氧气无法输送到全身，脸和嘴唇就会发紫，从而引起"发绀"，而且，也会有眼皮浮肿、眼球充血、脸部肿胀等症状。

这样咳嗽的症状，持续 3~4 周后，就会慢慢减轻，2~3 周后就可恢复，一般是 1.5~2 个月就能结束，但也有些患儿，如同病名一样，持续咳到 100 天左右。

并发症：在持续咳嗽期间，有可能引起肺炎、中耳炎。

好发年龄：新生儿几乎无法从母亲那里获得百日咳的免疫力，因此也会被感染。其中又以 2 岁以下的幼儿感染率较高，月龄较小的婴儿，如果严重的话，也有可能会危害到生命。但是，感染过一次后，便可终生免疫。

## 🚑 及时就诊

- 如果咳嗽一直不停的话，请前往小儿科就诊。
- 特别是有"相当难受的模样、睡不着"等情况时，即使没有发热，最好也要到医院接受检查。
- 若有发热的情况，可能是引起肺炎等并发症，必须尽早前往医院就诊。
- 此外，如果有"脸色发紫""呼吸困难""痉挛"等症状出现时，即使是半夜，也必须前往医院接受检查。

##  自己如何做

咳嗽剧烈时，除了难受外，也会消耗体力。因此除了使用止咳药之外，在饮食上应该多注意。喂奶和饮食采用少量多次的方式，剧烈的咳嗽很容易造成呕吐，如果一次吃太多、喝太多，反而更容易呕吐，因此要以少量多次的方式进食。在食物方面，只要是好消化能吃得下，都可以吃。

最重要的是，要多补充水分。

洗澡的话，可利用日间咳嗽较少时洗。但万一咳嗽相当难受，也可以不用洗。

吸点蒸汽，可以让患儿舒服。室温应保持在20~25℃，如果太干燥的话，容易引起咳嗽。可使用加湿器，或吊挂湿毛巾来保持湿度。在浴室中，让热水产生温热的雾气，可暂时缓解咽喉不适的状况。

咳嗽时将患儿抱立，也能让患儿比较舒服。

咳嗽时期，尽量少出门，开始咳嗽的1个月内，因为具有传染性，所以尽量不要外出。等剧烈的咳嗽期过后，咳嗽就会减轻，此时就可以外出。

##  药物治疗

服用红霉素等抗生素、止咳化痰药，或是住院遵医嘱治疗。

##  进一步建议

出生4个月以下的婴儿，以住院治疗为好。如果没有住院，症状严重时，在照料上必须每隔2天就要上医院检查。

## 预防方法

百日咳的预防接种，非常有效果。

目前常用百白破，其预防接种是百日咳、白喉、破伤风三种合并在一起，俗称百白破（DPT），三联疫苗对出生3~6个月的婴儿进行基础免疫皮下注射三次，在流行期，1个月大的宝宝即可接受疫苗接种。

由于百日咳感染的概率很高，为了有效预防，出生3个月后，就可尽早接受预防接种。

婴儿接触患者后，即给红霉素预防，效果较好。

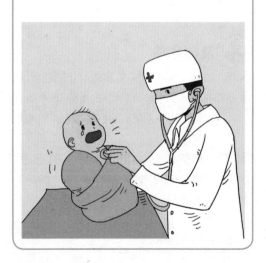

# 10. 白喉

白喉是由白喉杆菌引起的急性呼吸道传染病。临床特征为咽、喉、鼻部黏膜充血，肿胀并有不易脱落的灰白色伪膜形成。由细菌产生的外毒素所致全身中毒症状，严重者可并发心肌炎和末梢神经麻痹。本病呈世界性分布，四季均可发病，以秋季、冬季较多。

 **警示**

重型咽白喉可产生严重中毒性症状，多在病后第 2 ~ 3 周出现中毒性心肌炎，是白喉的主要死因。喉白喉可引起窒息。

 **疾病概述**

传染源：白喉杆菌是寄生于人的细菌，传染源为患者和带菌者。

传播途径：主要通过呼吸道飞沫传播。

易感人群：普遍易感，易感性的高低取决于体内抗毒素的量。

本病根据伪膜发生所在部位分为咽白喉、喉白喉、鼻白喉和其他部位白喉四种类型。咽白喉病初发热，扁桃体稍红肿，其上有点状或斑片状伪膜，颈部淋巴结肿大，有压痛。严重的颈部明显变粗，形成所谓"牛颈"。大多数喉白喉是由咽白喉蔓延而来的，少数为原发。喉白喉特点是声嘶，犬吠样咳嗽，重者甚至失音，严重者可发生呼吸困难窒息而死。鼻白喉较少见，常发生于婴幼儿。白喉预后好坏与患者年龄、病型、有无并发症和治疗的早晚有关。婴幼儿的病死率较年长儿童和成人为高。

临床表现：白喉潜伏期为 1 ~ 7 天，多数为 2 ~ 5 天，发病经过多为缓慢，一般为低热或中等度热，可有咽痛、吞咽困难，患者可有程度不同的呼吸困难。少数咽白喉患者发病急、高热、扁桃体及咽部高度水肿，伪膜发展迅速而广泛，颈淋巴结明显肿大，形成"牛颈"，如抢救不及时可迅速死亡。

 **及时就诊**

出现扁桃体稍红肿，颈部淋巴结肿大、有压痛，声音嘶哑等症状时及时就诊。

 **自己如何做**

● 患者应卧床休息，防止心肌炎发生。

● 进食高热量的饮食，补充大量维生素 $B_1$ 和维生素 C。

● 配合医生进行药物治疗。

● 症状消失后，隔日采集咽拭子培养，连续两次阴性者，方可出院；如无条件培养，可在症状消失 1~2 周后出院。

● 患者的鼻咽分泌物及其污染的衣物、手帕、食具、玩具、门把等应进行消毒。患者入院隔离后，患者家庭和集体宿舍均应进行终末消毒。

● 针对白喉要早期发现、早期报告、对患者早期就近隔离治疗并及时处理疫区。

**药物治疗**

● 白喉抗毒素：特异性抗毒素血清是治疗白喉最有效的制剂，它能中和血液中的毒素。

● 抗生素：在使用抗毒素的同时必须配合使用抗生素。首选青霉素。

● 镇静剂如地西泮、苯巴比妥等，烦躁不安者可用。

● 中毒症状严重者使用激素。

 **预防方法**

**1** 预防白喉的关键是接种百白破混合制剂，白喉是可通过疫苗预防的传染病，因此，家长在孩子出生后，应按国家规定的免疫程序，及时预防接种。

**2** 当白喉流行时，尤其暴发流行时，尽早接种白喉类毒素。

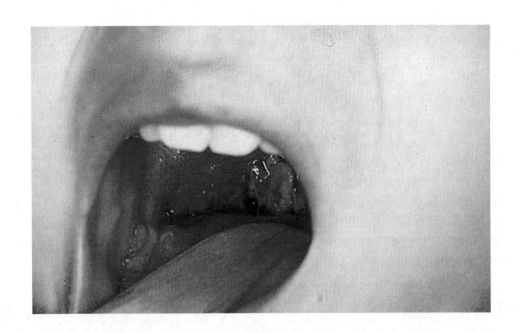

# 11. 新生儿破伤风

新生儿破伤风是破伤风杆菌侵入脐部引起的急性感染性疾病，多由于不洁分娩造成，临床以全身骨骼肌强直性痉挛和牙关紧闭为特征，严重危及患儿生命。

**警示**

新生儿破伤风的潜伏期愈短，病情愈重，病死率也愈高。

##  疾病概述

破伤风杆菌可产生一种神经毒素，可导致神经细胞兴奋而出现严重的肌肉痉挛症状，不需要进入血液循环，仅在局部繁殖产生毒素即可发病。

患儿常有旧法接生或断脐消毒不严史。潜伏期 3 ~ 14 天，多数患儿在随后 4 ~ 7 天发病。最先表现为张口困难，影响吸吮而拒食，随后出现牙关紧闭、苦笑面容、四肢强直性抽搐和角弓反张。任何轻微刺激均可诱发痉挛引起窒息。脐部常有感染灶。早期无明显抽搐时，用压舌板压舌根立即引起牙关紧闭即可确诊。

患儿可有发热、呼吸肌痉挛等伴发症状。严重者可出现肺炎、脐炎、脓毒症、硬肿症、呼吸衰竭、心力衰竭等并发症。

##  药物治疗

● 地西泮：为止痉药物首选药。止痉是治疗本病成败的关键。单独使用地西泮止痉效果往往不能持久，可加用苯巴比妥。

● 破伤风抗毒素：应尽早应用。

● 控制感染，可用青霉素和甲硝唑，疗程 7 天。

● 脐部应用 3% 过氧化氢液清洗，再涂以碘伏或酒精。

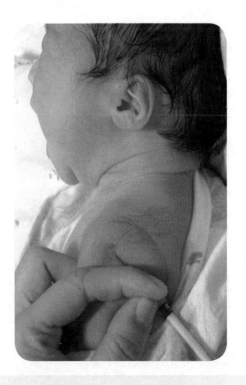

##  自己如何做

● 痉挛严重者应暂禁食，从静脉供给营养。

● 待痉挛减轻后插胃管鼻饲喂养，每次喂奶前应先抽残余奶，若残余奶过多应暂停喂奶，并适当减少奶量，以防发生呕吐和窒息。

● 室内应保持安静、避光，尽可能减少不必要的刺激。

● 痉挛停止后尽早锻炼吸吮能力。

● 尽快送患儿到医院就诊，配合医生治疗。

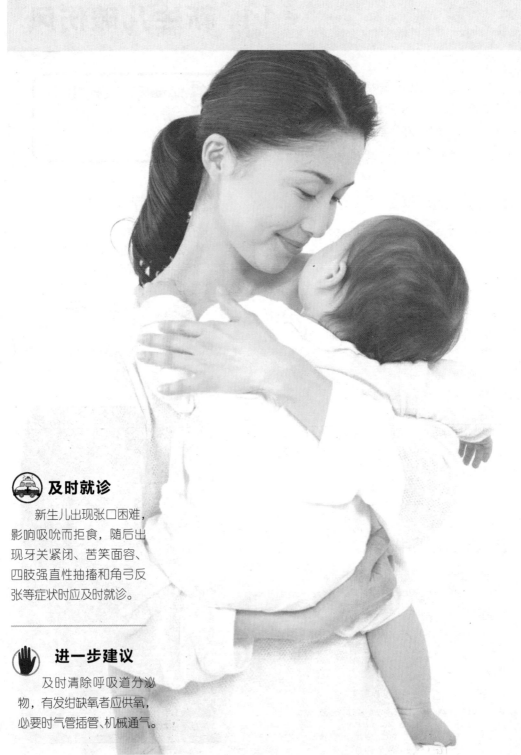

**及时就诊**

　　新生儿出现张口困难，影响吸吮而拒食，随后出现牙关紧闭、苦笑面容、四肢强直性抽搐和角弓反张等症状时应及时就诊。

**进一步建议**

　　及时清除呼吸道分泌物，有发绀缺氧者应供氧，必要时气管插管、机械通气。

# 五、肠道传染病

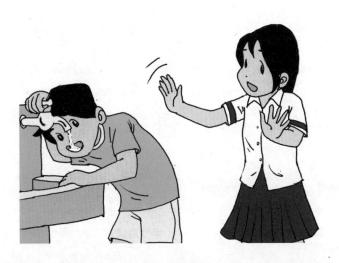

# 1. 伤寒

伤寒是由伤寒杆菌引起的急性传染病，以持续菌血症、单核-吞噬细胞系统受累、回肠远端微小脓肿及小溃疡形成为基本病理特征。

**警 示**

伤寒杆菌可在其他组织引起化脓性炎症，如骨髓炎、肾脓肿、胆囊炎、脑膜炎、心包炎等。

 **疾病概述**

传染源：为患者及带菌者。患者从潜伏期开始即可从粪便排菌，从病程第 1 周末开始经尿排菌，故整个病程中均有传染性，尤以病程的第 2~4 周传染性最大。慢性带菌者是本病不断传播或流行的主要传染源。原有慢性肝胆管疾病（如胆囊炎、胆石症等）的伤寒患者易成为慢性带菌者，1%～4%患者在肠道和胆囊中隐藏伤寒杆菌达数月或数年之久。

传播途径：伤寒杆菌随患者或带菌者的粪、尿排出后，通过污染的水或食物、日常生活接触、苍蝇和蟑螂等传播。其中，水源污染是本病传播的重要途径，亦是暴发流行的主要原因。食物污染也可引起本病的流行，而散发病例一般以日常生活接触传播为多。

人群易感性：人群对伤寒普遍易感。病后可获得持久性免疫，再次患病者极少。

流行特征：世界各地均有本病发生，以热带、亚热带地区多见，可散发、地方性流行或暴发流行。在发展中国家主要因为水源污染而暴发流行，发达国家则以国际旅游感染为主。本病终年可见，但以夏秋季最多。其中以儿童和青壮年居多。局部地区流行的伤寒耐药菌株有所增加，耐药谱也在逐渐扩大。除耐氯霉素、复方磺胺甲噁唑、氨苄西林外，少数菌株对头孢菌素及喹诺酮类抗菌药物也产生耐药性。

临床表现：潜伏期 10 天左右，其长短与感染菌量有关，食物型暴发流行可短至48小时，而水源性暴发流行时间可长达 30 天。典型的伤寒自然病程约 4 周，可分为 4 期。

1. 初期：相当于病程第 1 周，起病大多缓慢（75%～90%），发热是最早出现的症状，常伴有全身不适、乏力、食欲减退、咽痛与咳嗽等。病情逐渐加重，体温呈阶梯形上升，于 5～7 天达 39～40 ℃，发热前可有畏寒而少寒战，退热时出汗不显著。

2. 极期：相当于病程第 2～3 周，常有伤寒的典型表现，有助于诊断。高热、食欲减退，腹部不适，腹胀，多有便秘，少数则以腹泻为主。患者精神恍惚，表情淡漠，呆滞，反应迟钝，听力减退，重者可有谵妄、昏迷。脾肿大，多由病程第 6 天开始，在左季肋下常可触及。部分患者的皮肤出现淡红色小斑丘疹（玫瑰疹）。

3. 缓解期：相当于病程第 3～4 周，人体对伤寒杆菌的抵抗力逐渐增强，体温出现波动并开始下降，食欲逐渐好转，腹胀逐渐消失，脾肿开始回缩。但本期内有发生肠出血或肠穿孔的危险，需特别提高警惕。

4. 恢复期：相当于病程第 4 周末开始。体温恢复正常，食欲好转，一般在 1 个月左右完全恢复健康。

**及时就诊**

伤寒主要症状有持续高热、表情淡漠、腹部不适、肝脾肿大和血常规检查白细胞低下，部分患者有玫瑰疹和相对缓脉。出现上述症状应及时就诊。

 **自己如何做**

确诊的伤寒患者要及时到正规医院接受隔离及正规治疗。症状消失 7 天后，粪便培养 2 次阴性后，方可出院，住院期间禁止外出活动，减少探视，以免复发或形成慢性带菌，传染给家人、亲朋或其他人。

患者需卧床休息。体温超过 39 ℃可适当予以物理降温。

发热期间进食营养丰富、清淡的流质饮食，少量多餐，多饮水。

退热期间进食易消化的高热量无渣或少渣、少纤维、不易产生肠胀气的流质或半流质饮食。恢复期患者食欲好转，可进软食，切忌暴饮暴食或进食生冷、粗糙、不易消化的食物。保持大便通畅。对于便秘的患者可用开塞露通便，忌用泻剂。要保证足够的水分，使尿量增加，从而促进伤寒杆菌毒素排出体外。

注意并发症。应经常注意粪便颜色和腹部情况，如遇腹痛、脉搏加速、大便带血或极度腹胀等症状时，务必随时检查有无并发症的发生。

并发肠出血的患者应迅速静卧，暂禁食或给少量流质饮食，遵医嘱使用镇静剂及止血剂。

并发肠穿孔的患者应禁食，胃肠减压，静脉输液，积极配合医生进行手术治疗。

患者的大小便须用 2 倍容量的 5% 来苏儿水或 5% 漂白粉液消毒，放置 4 小时后再倒掉。食具、衣服及其他用具可煮沸消毒。

 **药物治疗**

首选第三代喹诺酮类药物治疗。

严重毒血症状者，可用抗生素加肾上腺皮质激素。

烦躁、高热者用镇静、降温等药物。

 **进一步建议**

因肠壁形成溃疡，如果长时间不愈合易引起肠出血和肠穿孔等并发症，故应特别注意饮食，应给予高热量、高维生素的流质或无渣半流质食物，如藕粉、蛋花汤、米汤等，少食多餐。

 **预防方法**

**1** 家庭成员、陪护人员及其他密切接触者可使用复方新诺明、阿莫西林等药物预防，服药 5 天，儿童服药 3 天。凡发热 3 天以上原因不明者，应尽快到正规医院进行明确诊断。

**2** 不要到卫生条件差的摊点、餐馆就餐，流行期间不吃烧烤之类的东西。

**3** 不吃腐烂变质的食物和瓜果，生食的瓜果一定要洗干净，最好用消毒剂浸泡后食用。剩饭剩菜、海产品等食用前一定要烧熟煮透。

**4** 养成良好的卫生习惯，不喝生水（桶装纯净水尽量加热饮用），饭前便后要洗手，不随地大小便，不乱倒垃圾。

**5** 厨房要有防蝇设备，安装纱门纱窗。

# 2. 副伤寒

副伤寒是由副伤寒甲、乙、丙沙门菌引起的急性肠道传染病。以持续高热、全身中毒症状、消化道症状、相对缓脉、肝脾肿大、玫瑰疹、白细胞和嗜酸粒细胞减少为临床特征，以肠出血、肠穿孔为主要并发症。临床表现与伤寒相似，一般症状较轻。

**警　示**

暴发型副伤寒常有畏寒、高热、休克、中毒性脑病、中毒性肝炎、中毒性心肌炎等并发症。应早期诊断、及时治疗，争取治愈。

##  疾病概述

本病全年均可发生，但以夏秋季节多见。青壮年及儿童多见，性别无明显差异。

传染源：是伤寒患者与带菌者。患者病后2~4周传染性最大。极少数可持续排菌3个月以上，称为慢性带菌者，为本病传播或流行的主要传染源。

传播途径：主要为粪－口途径传播。

易感人群：人群普遍易感，病后可获得持久免疫力，第二次发病者较少见。①伤寒与副伤寒之间无交叉免疫力。②副伤寒的复发与再燃相当多见，尤以副伤寒甲为多。

临床表现：副伤寒甲、乙临床表现与伤寒相似，主要特点有以下几点。

1. 潜伏期短，一般为8~10天，有时仅3～6天。

2. 毒血症状轻，胃肠道症状明显。

3. 发热多为间断性，很少为连续性。

4. 玫瑰疹出现较早、较多、较大且颜色较深，分布较广。

5. 肠穿孔、肠出血等并发症少见，病死率低。

6. 病程较短，复发较多见。

副伤寒丙临床表现较复杂，特点为起病急，体温上升快，热型不规则，常伴寒战。病程一般为2~3周，脓毒血症型较多见，其次为伤寒型或胃肠炎型。脓毒血症型的并发症多而顽固，肠出血、肠穿孔少见。

临床分型：普通型，具上述典型临床经过者。轻型，发热38 ℃左右，全身毒血症状较轻，病程较短，1~3周即可恢复。此型多见于幼儿、早期已接受有效抗菌药物或经菌苗预防接种者。迁延型，初期表现与普通型相同，但发热持续5周以上或数月之久，为弛张热或间歇热，肝脾肿大较显著。常见于并发慢性肝炎、慢性血吸虫病等的患者。逍遥型，毒血症状较轻，患者可照常生活工作，部分患者以肠出血或肠穿孔为首发症状。暴发型，起病急、毒血症状较重，常有畏寒、高热、休克、中毒性脑病、中毒性肝炎、中毒性心肌炎等并发症。应早期诊断、及时治疗，争取治愈。

##  进一步建议

不良的卫生习惯是感染和传播副伤寒的重要因素，因此应改变不良卫生习惯，提高自我保健能力。对于家庭和个人来讲，要特别注意食品卫生和个人卫生。

## 自己如何做

- 确诊后要住院隔离治疗。
- 对患者的呕吐物、粪便和所有用品等进行消毒处理。
- 按照早发现、早报告、早隔离的原则进行处理。
- 注意观察生命体征、腹部情况及大便性状等。
- 保持口腔清洁及皮肤清洁，预防压疮及肺部感染。
- 进食流质食物，适当补充维生素，少食多餐，恢复期可逐渐恢复正常饮食；发热期应多饮水，必要时可补液以维持足够的热量与水电解质平衡。
- 高热时可用物理降温。
- 患者症状消失后，每隔 5~7 天做一次粪便培养，连续 2 次阴性者，可解除隔离。

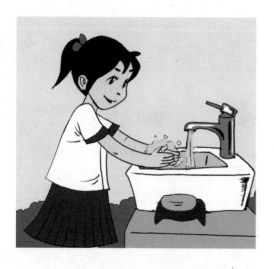

 ## 药物治疗

抗生素：为本病首选药物。①喹诺酮类，如诺氟沙星、环丙沙星、左氧氟沙星、氧氟沙星等，但孕妇及 16 岁以下儿童不宜应用。②头孢菌素类：第三代头孢，尤其是头孢曲松。禁用溴新斯的明类药物。

便秘时可灌肠或开塞露塞肛，禁用泻药。

地西泮：烦躁不安者可用地西泮等镇静。

腹胀者，饮食中减少牛奶及糖类，可用松节油热敷或肛管排气。

毒血症较重时，可予少量激素减轻毒血症症状，腹胀显著者应慎用。

 ### 预防方法

**1** 饭前便后洗手，尤其是从事食物加工、供水、保育、护理的人员，要洗净双手。

**2** 要喝开水或直饮水，不要生吃或半生吃河鲜、海鲜。

**3** 食品生熟分开存放，厨具要生熟分开，不可混用。

**4** 做好垃圾及污水的处理，防蝇灭蝇。

**5** 副伤寒带菌者不能从事食品加工、供水、保育、护理等工作。

**6** 对密切接触者和可疑感染人员应进行医学观察和预防服药。

# 3. 人轮状病毒感染

轮状病毒感染的腹泻也叫秋季腹泻，多发生在秋冬季，是一种自限性疾病，一般无特效药治疗，多数患儿在1周左右会自然止泻。在很多缺医少药的贫穷地区，不用药物治疗，只是靠口服补液，绝大多数的患儿也能痊愈。

**警 示**

当严重呕吐腹泻时，如果补液不及时，会很快出现脱水，其后果就比较严重。

 **疾病概述**

人类轮状病毒感染常见于6个月至2岁的婴幼儿，主要在冬季流行，一般通过粪-口途径传播。病毒借由接触弄脏的手及其他物体来传染，而且有可能经由呼吸道传播。患者的粪便每克可以包含超过一亿个病毒颗粒，而只需10～100个病毒颗粒就可传染给他人。病毒侵犯小肠细胞的绒毛，潜伏期2～4天。病毒在胞浆内增殖，受损细胞可脱落至肠腔而释放大量病毒，并随粪便排出。

患者最主要的症状是腹泻，其原因可能是病毒增殖影响了细胞的搬运功能，妨碍钠和葡萄糖的吸收。严重时可导致脱水和电解质平衡紊乱，如不及时治疗，可能危及生命。感染后血液中很快出现特异性IgM、IgG抗体，肠道局部出现分泌型IgA，可中和病毒，对同型病毒感染有作用。一般病例病程3～5天，可完全恢复。个别病程可长达2周，隐性感染产生特异性抗体。

人体感染轮状病毒后，病毒在3～5天后才最活跃，所以患者的初发症状未必是腹泻，可能有发热、咳嗽、咽痛等感冒症状。也有的患者每天排便数次，且伴有呕吐、腹痛，易误诊为胃肠型感冒。

 **进一步建议**

可采取以下食疗方法。

炒米汤：将普通大米洗净、凉干，用大锅炒至金黄色，加水煮粥，给孩子喝粥水，也有止泻作用。

自制糖盐水：在500毫升的温开水中加入1.75克精食盐（啤酒瓶盖的一半）和10克白糖（2小勺）。在4小时内按孩子的体重给孩子喝20～40毫升。4小时后随时口服，能喝多少喝多少。2岁以下的孩子每隔一两分钟喂一小勺。同时要观察孩子眼睑是否出现水肿，如出现水肿表明补液有些过量，要暂停补液，改喝白开水或母乳。

 **预防方法**

**1** 重视饮用水卫生，并注意防止医源性传播。

**2** 可接种口服轮状病毒疫苗，推荐受种者为2～3岁人群，每年接种1剂。患急性或慢性严重疾病者不应接种；每天腹泻大于3次的腹泻患者和发热者暂缓接种。

**3** 重视婴儿用品的卫生，及时消毒。

## 自己如何做

宝宝腹泻后精神状态都较差，要防止脱水，对于不能有效止泻的宝宝，最好还是要注意饮食和补水，其次是配合医生治疗。

要鼓励孩子多进食，可少量多餐。只有在一种情况下需要禁食，就是当孩子频繁呕吐时，同时需要到医院静脉滴注补液。以流质和半流质食物为主，也就是奶、米汤、粥为主，暂时不要吃软饭或硬饭，避免过敏性食物，如海鲜、鸡蛋等；不吃生冷的、硬的、油炸和脂肪多的食物，特别是生冷的东西。炖苹果可以止泻，还含有丰富的鞣酸蛋白，有吸附作用，可以止泻。

腹泻的宝宝还要注意臀部皮肤护理，每次排便后用温水清洗，软布擦干，搽上护臀膏。

 ## 药物治疗

● 思密达：一种止泻药物。
● 静脉滴注：主要是补液，维持机体电解质平衡。

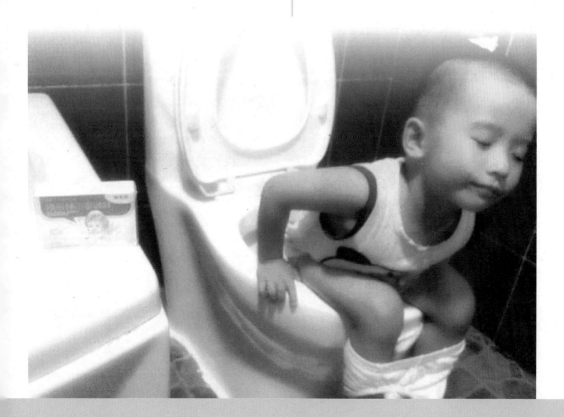

# 4. 细菌性痢疾

细菌性痢疾（菌痢）又称志贺菌病，是由志贺菌属（痢疾杆菌）引起的一种肠道传染性腹泻。典型的急性细菌性痢疾的主要特征是起病急，发热、腹痛、脓血便，并有中度全身中毒症状。

**警示**

细菌性痢疾引起的腹泻可呈1天内排便10多次或更多。重症患者伴有惊厥、头痛、全身肌肉酸痛，也可引起脱水和电解质紊乱。

 **疾病概述**

非典型的急性细菌性痢疾以婴儿多见。多无全身中毒症状，不发热或低热。腹痛较轻，腹泻呈每天 3 ~ 5 次。粪便呈水样或稀糊状，含少量黏液，但无脓血。左下腹可有压痛。食欲减退，并有恶心、呕吐。

急性中毒性菌痢起病急、发展快，体温可达 40 ℃以上。患儿早期出现烦躁、慌恐和惊厥等。少数患儿可表现抑郁，如嗜睡、精神萎靡、昏迷或半昏迷等，数小时内可发生休克或呼吸衰竭，而发病初期肠道症状不明显。成人患者主要表现为脓血便频繁，循环系统症状明显。

慢性细菌性痢疾可为急性细菌性痢疾治疗不彻底，或迁延未愈，或开始症状较轻而逐渐发展起来，且病情迁延达两个月以上者。

传染源：包括患者及带菌者。以急性非急性典型菌痢与慢性隐匿型菌痢患者为重要传染源。非典型患者、慢性患者及带菌者的传染性也应引起注意。

传播途径：通过消化道传播。痢疾杆菌随患者或带菌者的粪便排出，通过污染的手、食物、水源或生活接触，或苍蝇、蟑螂等间接方式传播，最终均经口进入消化道而使易感者受传染。

易感人群：人群普遍易感。学龄前儿童患病多，与不良的卫生习惯有关，成人患者同机体抵抗力降低、接触感染机会多有关，加之患同型菌痢后无巩固免疫力，不同菌群间及不同血清型痢疾杆菌之间无交叉免疫，故造成重复感染或再感染而反复多次发病。

流行特征：本病全年均可发生，夏秋季多发；以儿童发病率最高。主要原因：一是气温条件适合痢疾杆菌生长繁殖，在 20 ~ 30 ℃时，痢疾杆菌在主食及肉类食品中 4 小时可增殖 100 ~ 800 倍，12 小时超过 50 000 倍，在瓜果蔬菜中 8 ~ 24 小时可增殖 20 ~ 800 倍；二是苍蝇多，传播媒介多；三是天热，易感者喜冷饮及生食瓜果蔬菜等食品；四是胃肠道防御功能降低，如大量饮水后胃酸等消化液被稀释，抵御痢疾杆菌能力下降。部队及一些集体宿舍因流动性大，卫生条件及设施差而易致流行。

**及时就诊**

当出现发热、腹痛、脓血便等症状时请及时就诊。

**自己如何做**

- 卧床休息、消化道隔离治疗。
- 进食易消化、高热量、高维生素饮食。
- 出现症状时及时就医，配合医生治疗。
- 加强患儿粪便、便器及尿布的消毒处理。

 **药物治疗**

- 口服磺胺类：磺胺甲噁唑、甲氧苄胺嘧啶等。
- 口服喹诺酮类：吡哌酸、氟哌酸等。
- 肌内注射或静脉滴注抗生素。

**进一步建议**

洪涝灾害使得人们的生活环境变坏，特别是水源受到严重污染，饮食卫生条件恶化及居住条件较差，因此感染志贺菌的可能性大大增加，水灾后局部发生细菌性痢疾暴发的可能性很大，要提高警惕和加强防治。

 **预防方法**

**1** 喝开水不喝生水，最好使用自来水或消毒过的水洗瓜果蔬菜、碗筷及漱口。

**2** 饭前便后要洗手，不要随地大便。

**3** 吃熟食不吃凉拌菜，剩饭菜要加热后吃，最好不吃。

**4** 做到生熟分开，防止苍蝇叮爬食物。

**5** 最好不要参加大型聚餐活动，如婚丧娶嫁等。

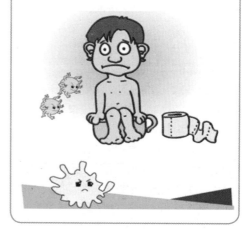

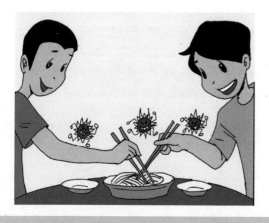

# 5. 大肠埃希菌腹泻

肠出血性大肠埃希菌感染是一种人畜共患病。凡是体内有肠出血性大肠埃希菌感染的患者、带菌者、家畜、家禽等都可传播本病。

### 警示

带菌动物在其活动范围内可通过排泄的粪便污染当地的食物、草场、水源或其他水体及场所，造成交叉污染和感染，危害极大。

## 疾病概述

传染源：动物作为传染源的作用尤其重要，较常见的可传播本病的动物有牛、鸡、羊、狗、猪等，也有从鹅、马、鹿、白鸽的粪便中分离出 O157：H7 大肠埃希菌的报道。其中以牛的带菌率最高，可达 16%，而且牛一旦感染这种细菌，排菌时间至少为一年。患病或带菌动物往往是动物来源食品污染的根源。如牛肉、奶制品的污染大多来自带菌牛。带菌鸡所产的鸡蛋、鸡肉制品也可造成传播。

传播途径：

1. 通过食物传播：动物来源的食物，如牛肉、鸡肉、牛奶、奶制品等是经食物传播的主要因素，尤其是在动物屠宰过程中这些食物更易受到寄生在动物肠道中的细菌污染。另外，其他食品，如蔬菜、水果等被污染也可造成暴发流行。食品污染可发生于生产、加工、包装、运输和储存等各个环节。食物引起传播的主要原因是加工时间不充分或温度不够高。

2. 通过水传播：1989 年，在美国密苏里州发生的一起大肠埃希菌感染暴发，共有 240 多人发病。调查表明，该起暴发可能为水源性，是由于饮用水被污染所致。加强饮用水源的消毒管理后，疫情得到了控制。大肠埃希菌在外环境中的生存能力较强，引起人类感染可能并不需要在外环境中进行增菌。

3. 密切接触传播：人与人之间的密切接触也可引起大肠埃希菌的传播。值得指出的是，在人与人之间的传播过程中，二代患者症状往往较轻，很少出现出血性肠炎。可能是由于接触传播时感染剂量小或经人传代后细菌毒力减弱。

易感人群：人群普遍易感，但以老年人和儿童为主。而且老年人和儿童感染后症状往往较重，容易并发溶血性尿毒综合征和血小板减少性紫癜等并发症。因而严重的暴发流行往往容易发生在幼儿园、学校、监狱、敬老院甚至医院等公共场所。

临床表现：肠出血性大肠埃希菌感染潜伏期 1 ~ 14 天，常见为 4 ~ 8 天。轻者可不出现任何症状和体征，或仅出现轻度腹泻。部分患者有发热或上呼吸道感染症状，发热为自限性，一般 1 ~ 3 天消退。多数患者 5 ~ 10 天痊愈。重者则可引起出血性肠炎，少数人，尤其是儿童和老人可在病程 1 ~ 2 周出现溶血性尿毒综合征或血小板减少性紫癜等并发症。

##  自己如何做

- 出现腹泻症状及时就诊。
- 婴儿首先减少哺乳量，口服葡萄糖液及生理盐水，儿童及成人给易消化食物，适当补充维生素 C 等。
- 避免与患者密切接触。
- 处理患者排泄物与呕吐物必须戴手套，接触患者后及饭前应用肥皂、流水彻底洗手。
- 对密切接触者要迅速采取相应预防措施。

##  药物治疗

- 葡萄糖电解质口服液：用于补液。
- 诺氟沙星、多黏菌素或复方磺胺甲噁唑：怀疑有菌血症及重症病例可给予。
- 氧氟沙星或环丙沙星：对上述药物耐药者可给予。
- 氟喹诺酮类药物：在腹泻原因不明时可选用。

## 进一步建议

经常对炊事人员进行询问与体格检查，发现可疑患者立即送医院检查处理。炊管人员工作前和饭前（包括做饭前）便后要坚持洗手，工作时穿工作服，保持整洁。炊管人员、饮食业服务人员及保育员患病后应立即离开工作岗位，待完全恢复后，方可恢复工作。

##  预防方法

1 注意饮用水的卫生，不喝生水。

2 根据当时疫情状况，选用适当疫苗。

3 养成良好的生活习惯。

4 饭菜食用前要充分加热，饭前便后要洗手，避免生食蔬菜、水果，要洗净再吃等。

5 要经常打扫卫生、清除垃圾。门窗（包括厕所门窗）要有完好的防蝇设备。在苍蝇活动季节，应定期喷洒药物消灭苍蝇。

6 实行分餐制，流水洗碗，碗筷各自保管，公用餐具要餐餐消毒。剩饭菜食用前要充分加热，不吃凉拌菜及生的或半生的各类食品，不购、不做、不吃霉变食物，生熟分开。

7 要选好水源，饮用水（包括厨房用水、洗漱用水）必须消毒处理。

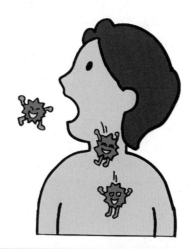

# 6. 手足口病

手足口病是一种常见多发传染病，以婴幼儿发病为主，多种肠道病毒都能引起，EV71病毒是其中的一种。一般全年均有发生，5～7月为高发期。

## 警示

少数手足口病患者可并发脑炎、脑膜炎、心肌炎、肺炎等，如不及时治疗可危及生命。

## 疾病概述

临床表现：手足口病一般症状较轻，大多数患者发病时，往往先出现发热症状，手掌心、脚掌心出现斑丘疹和疱疹（疹子周围可发红），口腔黏膜出现疱疹和（或）溃疡，疼痛明显。部分患者可伴有咳嗽、流涕、食欲不振、恶心、呕吐和头痛等症状。

传播途径：手足口病传播途径多，主要通过密切接触患者的粪便、疱疹液和呼吸道分泌物（如打喷嚏喷的飞沫等）及被污染的手、毛巾、手绢、牙杯、玩具、餐具、奶瓶、床上用品等而感染。

手足口病目前没有疫苗，但只要早发现、早治疗，是完全可防可治的。婴幼儿和儿童普遍多发，3岁及3岁以下婴幼儿更容易得病。由于成人的免疫系统较完善，成人一旦感染一般不发病，也无任何症状。但感染后会传播病毒，因此成人也需要做好防护，避免传染给孩子。

如果得了手足口病，绝大多数情况下7～10天可以自行痊愈，不会留下后遗症，皮肤上也不会留下瘢痕。根据以往的发病与治愈情况看，只有重症患者在病程2～5天可能出现脑干脑炎、肺水肿、肺出血等，病情进展快，只要积极配合医生治疗，多数可以好转痊愈。个别患儿会留有后遗症。

## 及时就诊

如果孩子出现发热、皮疹等症状，要及时到医疗机构就诊，同时要密切观察。

## 自己如何做

● 患儿不要去幼儿园和人群聚集的公共场所，避免与其他孩子接触玩耍。

● 一旦出现突然高热或神志不清、昏睡、恶心、呕吐、肌肉或身体抽动、呼吸困难等，应立即送孩子到医院就诊。

● 患儿的唾液、痰液等分泌物要用卫生纸包好丢到垃圾箱，粪便要收集好、消毒后丢入厕所，不要随意丢弃，同时要消毒便盆。

● 看护人接触孩子前、替换尿布后或处理孩子粪便后都要洗手。

● 患儿的衣服、玩具、餐具、枕头被褥等要保持卫生，日常用具要消毒；要勤开窗通风。

● 如果上幼儿园的小朋友得病，还应及早告诉老师，并不要着急让孩子去幼儿园，要在全部症状消失一周后再去，防止传染其他孩子。

● 一般症状轻不用住院治疗，居家治疗、注意休息即可，以减少交叉感染。

## 预防方法

**1** 预防手足口病的关键是注意家庭及周围环境卫生，讲究个人卫生。

**2** 饭前便后、外出后要用肥皂或洗手液洗手；不喝生水，不吃生冷的食物；居室要经常通风；要勤晒衣被。

**3** 流行期间不带孩子到人群密集、空气流通差的公共场所，要避免接触患病儿童。

**4** 流行期可每天晨起检查孩子皮肤（主要是手心、脚心）和口腔有没有异常，注意孩子体温的变化。

## 药物治疗

目前尚无特效治疗方法，主要是对症治疗和支持疗法，或选用相应中药治疗。

## 进一步建议

如果家里没有孩子得手足口病，采用一般家庭的预防方法即可，不需要使用消毒剂。

如果家里有孩子得了手足口病，可采用以下方法消毒：餐具、毛巾等物品用 50 ℃以上的热水浸泡 30 分钟或者煮沸 3 分钟；污染的玩具、桌椅和衣物等使用含氯的消毒剂（84 消毒液或漂白粉）按使用说明每天清洗。

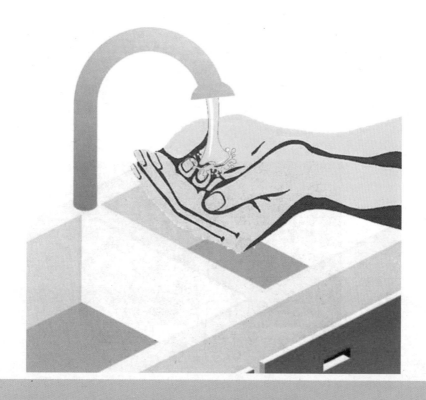

# 六、病毒性肝炎

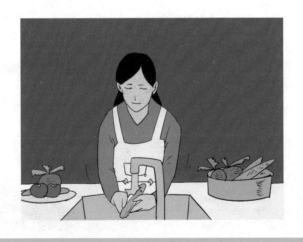

# 1. 甲型病毒性肝炎

甲型病毒性肝炎，简称甲型肝炎、甲肝，是由甲型肝炎病毒 (HAV) 引起的，以肝脏炎症病变为主的传染病，主要通过粪 – 口途径传播，临床上以疲乏、食欲减退、肝肿大、肝功能异常为主要表现。任何年龄均可患本病，但主要为儿童和青少年。成人甲肝的临床症状一般较儿童为重。冬春季节常是甲肝发病的高峰期。本病病程呈自限性，无慢性化。

> **警示**
>
> 甲肝初起时往往误认为感冒，容易被人忽视，延误病情，继而引起暴发或散发流行。

##  疾病概述

甲型肝炎病毒 HAV 抵抗力较强，能耐受 56 ℃ 30 分钟，室温 1 周。在干燥粪便中 25 ℃能存活 30 天，在贝壳类动物、污水、淡水、海水、泥土中能存活数月。高压蒸汽煮沸 5 分钟，紫外线照射，福尔马林、高锰酸钾、碘、氯、70% 酒精均可有效灭活 HAV。

● 传染源：甲型肝炎患者和无症状感染者为传染源，甲型肝炎患者仅从粪便中排出病原体，血液中 HAV 主要出现在黄疸发生前 14 ~ 21 天，在此期患者的血液有传染性，患者在起病前 2 周和起病后 1 周从粪便中排出 HAV 的数量最多，此时传染性最强。

● 传播途径：甲型肝炎以粪 – 口途径为主要传播途径。集体单位如托幼机构、学校和部队中甲型肝炎发病率高。水和食物的传播，特别是水生贝类如毛蚶等是甲型肝炎暴发流行的主要传播方式。

● 易感性与免疫力：人群未注射甲肝疫苗者均易得甲肝，在我国，15 岁以下的儿童及青少年最容易患甲型肝炎。患过甲型肝炎或感染过甲型肝炎病毒的人一般终生不再感染甲肝。

● 临床表现：潜伏期平均 30 天（5 ~ 45 天），表现为急性肝炎，分为急性黄疸型及急性无黄疸型。起病急，早期发热（3 ~ 5 天，38 ~ 39 ℃）、全身乏力、食欲不振、厌油腻，恶心、呕吐、腹痛、肝区痛，腹泻、尿色逐渐加深渐呈浓茶色。随后症状加重，尿色继续加深，眼睛巩膜、皮肤出现黄染，约于 2 周达高峰，可伴有大便颜色变浅、皮肤瘙痒、肝肿大、有压痛及叩击痛。恢复期黄疸逐渐消退，症状减轻至消失，肝脾回缩，肝功能逐渐恢复正常。总病程 2 ~ 4 个月。

● 肝功能检查有助于诊断。

##  自己如何做

● 避免饮酒、疲劳和使用损肝药物。

● 强调早期卧床休息，至症状明显减退。

● 饮食以合乎患者口味，易消化的清淡食物为宜。应含多种维生素，有足够的热量及适量的蛋白质，适当补充 B 族维生素和维生素 C。

● 急性黄疸型肝炎宜住院隔离治疗，隔离期（起病后 3 周）满，临床症状消失，出院后仍应休息 1 ~ 3 个月，恢复工作后应定期复查（半年至一年）。

# 预防方法

**1** 提高个人卫生水平。流动水洗手及洗餐具，在单位就餐自备餐具，养成饭前便后洗手的良好习惯。

**2** 饮食行业要做好食具消毒，食堂、餐厅应实行分餐制或公筷制。中小学要供应开水，学生自带水杯。

**3** 加强水源保护，严防饮用水被粪便污染。要加强生食水产品的卫生监督。加强对产地水域的卫生防护，防止粪便和生活污水的污染。避免吃可能已被污染的水、新鲜水果、蔬菜及贝类食品。

**4** 幼托机构严格执行对食具及便器的消毒制度。儿童实行一人一巾一杯制。使用的玩具各班组应严格分开并进行相应的消毒处理。

**5** 对甲肝患者的食品、便器、衣服、床单、注射针头及其排泄物亦均应做消毒处理。消毒方法应根据不同的消毒对象采用煮沸、福尔马林、强力戊二醛、有效氯及紫外线等灭活病毒。

**6** 保护易感人群。主动免疫：普及甲肝疫苗的预防接种。甲肝疫苗是用于预防甲型肝炎的疫苗，目前在中国已经成为儿童接种的主要疫苗之一，接种一次，抗体阳性率可达98%～100%，可持续5～10年。5～10年后补种一针。

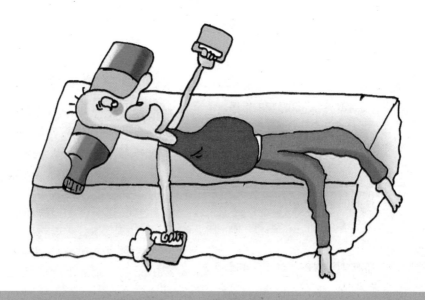

# 2. 乙型病毒性肝炎

乙型病毒性肝炎，简称乙肝，是一种由乙型肝炎病毒（HBV）感染机体后所引起的疾病。乙型肝炎病毒是一种嗜肝病毒，主要存在于肝细胞内并损害肝细胞，引起肝细胞炎症、坏死、纤维化。

**⚠ 警示**

纹身、打耳孔等行为被认为是一个有可能感染乙肝的途径。因为这是一条会涉及很多人的可能感染的路径，所以日常生活中要尽量避免此类行为。

 **疾病概述**

乙型病毒性肝炎分急性和慢性两种。急性乙型肝炎在成年人中90%可自愈，而慢性乙型肝炎表现不一，分为慢性乙肝病毒携带者、慢性活动性乙肝、乙肝肝硬化等。我国目前乙肝病毒携带率为7.18%，其中约1/3有反复肝损害，表现为活动性的乙型肝炎或者肝硬化。随着乙肝疫苗的推广应用，我国乙肝病毒感染率逐年下降，5岁以下儿童的乙肝表面抗原（HBsAg）携带率仅为0.96%。

乙型肝炎是血液传播性疾病，主要经血（如不安全注射史等）、母婴传播及性传播，皮肤黏膜破损传播也有一定比例，如纹身、扎耳洞、内窥镜检查等。医务人员工作中的意外暴露也不容忽视。乙肝疫苗在新生儿中的应用，以及其他母婴阻断措施的实施，母婴传播得到极大控制。目前乙肝患者分娩约90%可阻断母婴垂直传播。乙肝不经呼吸道、消化道传播，因此日常学习、工作或生活接触，如同一办公室（共用电脑等办公用品）、同住一宿舍、同一餐厅用餐及拥抱、握手、共用厕所等不会感染乙肝。乙肝不会经吸血昆虫，如蚊虫、臭虫叮咬传播。

感染乙型肝炎病毒时的年龄是致乙肝慢性化的最主要因素，在围生期（母亲怀孕28周至婴儿娩出7天内）和婴幼儿期感染乙肝病毒的患者中，分别有90%和25%～30%发展为慢性感染，而5岁以后感染者仅有5%～10%发展为慢性感染，婴幼儿期感染乙肝后变为慢性乙肝。

**临床表现：**

1. 急性乙型肝炎：可表现为急性黄疸型和急性无黄疸型。急性黄疸型可有比较典型的临床表现，如低热、乏力、食欲减退、恶心、呕吐、厌油、腹胀、肝区疼痛、尿黄如茶水样等，部分患者甚至可出现一过性大便颜色变浅、皮肤瘙痒、肝区压痛及叩痛等，而急性无黄疸型多较隐匿，症状轻，似有轻度乏力、纳差、恶心等不适，恢复较快，常常体检化验时才被发现。

2. 慢性乙型肝炎：根据病情可分为轻、中、重三种。

轻度：病情较轻，可反复出现乏力、头晕、食欲有所减退、厌油、尿黄、肝区不适、睡眠欠佳、肝稍大有轻触痛，可有轻度脾大。肝功能指标仅1项或2项轻度异常。

中度：症状、体征、实验室检查居于轻度和重度之间。

重度：有明显或持续的肝炎症状，如乏力、纳差、腹胀、尿黄、便溏等，伴肝病面容、肝掌、蜘蛛痣、脾大，丙氨酸转氨酶（ALT）和（或）天冬氨酸氨基转移酶（AST）反复或持续升高，白蛋白降低、丙种球蛋白明显升高。

3. 重型肝炎：极度乏力，严重消化道症状，神经、精神症状（嗜睡、性格改变、烦躁不安、昏迷等）。可分为急性重型、亚急性重型、慢性重型等。

4. 瘀胆型肝炎：黄疸持续不退大于 3 周，称为瘀胆型肝炎。以肝内瘀胆为主要表现的一种特殊临床类型，又称为毛细胆管炎型肝炎。慢性瘀胆型肝炎常在肝硬化基础上发生，不易消退，常伴 γ – 谷氨酰转肽酶、碱性磷酸酶、总胆汁酸升高。

5. 肝炎肝硬化：①根据肝脏炎症情况分为活动性与静止性两型。活动性肝硬化：有慢性肝炎活动的表现，乏力及消化道症状明显，ALT升高，黄疸，白蛋白下降。静止性肝硬化：无肝脏炎症活动的表现，症状轻或无特异性，可有上述体征。②根据肝组织病理及临床表现分为代偿性肝硬化和失代偿性肝硬化。

 ## 自己如何做

● 急性乙肝肝炎患者的饮食：在急性肝炎早期，可进食以碳水化合物如面条和粥等易消化、清淡的食物为主，适量食用蔬菜和水果，少量多餐。饮食应以患者感到舒适的量和频次为原则，不强求患者多进食。在急性肝炎恢复期，适当增加蛋白质和不饱和脂肪酸的摄入。蛋白质来源可选择大豆制品、奶、鸡肉、淡水鲜鱼等脂肪含量少的优质蛋白，不饱和脂肪酸主要来源于植物油，饮食量要逐渐增加、循序渐进。注意：在急性肝炎尤其是恢复期，大量摄入蔗糖、葡萄糖容易造成肝细胞脂肪变性。

● 慢性乙肝肝炎患者的饮食：慢性肝炎患者强调均衡饮食。①提供适当的热量。②足量的蛋白质供给有利于肝细胞损伤的修复与再生。③供给适量的碳水化合物、增加肝糖原储备、增强肝细胞的解毒能力。④适当限制脂肪饮食，有利于脂溶性维生素（如维生素 A、维生素 E、维生素 K 等）等的吸收。⑤补充适量的维生素和矿物质。⑥戒酒、避免损害肝脏的物质摄入。

 ## 药物治疗

● 急性乙型肝炎治疗一般治疗同甲型肝炎。如病情较重或有加重趋势要及时加用口服核苷类似物抗乙肝病毒恩替卡韦、替诺福韦、拉米夫定或替比夫定等，直至乙肝 HBsAg 转阴。

● 慢性乙型肝炎治疗较为复杂，需结合具体病情个体化治疗。

● 免疫调节治疗：胸腺肽和 α 胸腺素在急慢性乙肝中常用，可调节机体免疫。

● 中药及中药制剂治疗：保肝治疗对于改善临床症状和肝功能指标有一定效果。

# 3. 丙型病毒性肝炎

丙型病毒性肝炎，简称为丙型肝炎，是一种由丙型肝炎病毒（HCV）感染引起的病毒性肝炎，主要经输血、针刺、吸毒等传播。全球 HCV 的感染率约为 3%，估计约 1.8 亿人感染了 HCV，每年新发丙型肝炎病例约 3.5 万例。丙型肝炎呈全球性流行，可导致肝脏慢性炎症坏死和纤维化，部分患者可发展为肝硬化甚至肝细胞癌。

 **疾病概述**

丙型肝炎病毒分为 6 个不同的基因型及亚型，如 1a、2b、3c 等。基因 1 型呈全球性分布，我国基因 1 型占所有 HCV 感染的 70% 以上。丙型肝炎病毒对一般化学消毒剂敏感，高温加热和甲醛熏蒸等均可灭活病毒。

丙型肝炎主要有以下几个传播途径。

1. 血液传播。

(1) 经输血和血制品传播：大量输血和血液透析有可能感染 HCV。

(2) 经破损的皮肤和黏膜传播：是最主要的传播方式，在某些地区，因静脉注射毒品导致 HCV 传播占 60%~90%。使用非一次性注射器和针头、未经严格消毒的牙科器械、内镜、侵袭性操作和针刺等也是经皮传播的重要途径。一些可能导致皮肤破损和血液暴露的传统医疗方法也与 HCV 传播有关；共用剃须刀、牙刷，纹身和扎耳孔等也是 HCV 潜在的经血传播方式。

2. 性传播。

3. 母婴传播：抗-HCV 阳性母亲将 HCV 传播给新生儿的危险性为 2%，若母亲在分娩时 HCV RNA 阳性，则传播的危险性可高达 4%~7%；合并 HIV 感染时，传播的危险性增至 20%。HCV 病毒高载量可能增加传播的危险性。

4. 其他途径：15%~30% 的散发性丙型肝炎，其传播途径不明。

接吻、拥抱、打喷嚏、咳嗽、进食、饮水、共用餐具和水杯、无皮肤破损及其他无血液暴露的接触一般不传播 HCV。

急性感染丙型肝炎病毒后 1~3 周，在外周血可检测到 HCV RNA。通常潜伏期 2~26 周，平均 50 天；输血感染者潜伏期较短，为 7~33 天，平均 19 天。

丙型肝炎在临床上可分为不同类型：急性丙型肝炎、慢性丙型肝炎、丙肝肝硬化。

**临床表现：**

1. 急性丙型肝炎：成人急性丙型肝炎病情相对较轻，多数为急性无黄疸型肝炎，ALT 升高为主，少数为急性黄疸型肝炎，黄疸为轻度或中度升高。可出现恶心、食欲下降、全身无力、尿黄眼黄等表现。单纯丙肝病毒感染极少引起肝衰竭。在自然状态下，其中仅有 15% 的患者能够自发清除 HCV 达到痊愈，在不进行抗病毒治疗干预的情况下，85% 的患者则发展为慢性丙型肝炎；儿童急性感染丙型肝炎病毒后，50% 可自发性清除 HCV。

2. 慢性丙型肝炎：症状较轻，表现为肝炎常见症状，如容易疲劳、食欲减退、腹胀等。也可以无任何自觉症状。化验 ALT 反复波动，HCV RNA 持续阳性。有 1/3 的慢性 HCV 感染者肝功能一直正常，抗 HCV 和 HCV RNA 持续阳性，肝活检可见慢性肝炎表现，甚至可发现肝硬化。

3. 丙肝肝硬化：感染 HCV 20~30 年有 10%~20% 患者可发展为肝硬化，1%~5% 患者会发生肝细胞癌导致死亡。肝硬化一旦出现失代偿情况，如出现黄疸、腹水、静脉曲张破裂出血、肝性脑病等，其生存率则急剧下降。

**并发症：**

慢性丙型肝炎可以并发某些肝外表现，包括类风湿性关节炎、干燥性结膜角膜炎、扁平苔藓、肾小球肾炎、混合型冷球蛋白血症、B 细胞淋巴瘤和迟发性皮肤卟啉症等，可能是机体异常免疫反应所致。而丙肝肝硬化失代偿期时，可以出现各种并发症，如腹水腹腔感染、上消化道出血、肝性脑病、肝肾综合征、肝衰竭等表现。

诊断丙型肝炎需要酌情做如下检查：①肝功能。②丙肝病毒抗体：抗 HCV。③丙肝病毒定量：血清 HCV RNA，了解丙肝病毒复制的活跃程度。④影像学：包括腹部肝胆脾彩超，腹部增强 CT 或核磁。⑤肝脏瞬时弹性波扫描（Fibroscan）：评估慢性丙型肝炎患者肝脏纤维化程度。⑥肝组织活检：仍然是评估患者肝脏炎症分级与纤维化分期的金标准。

急性丙型肝炎干扰素抗病毒效果好，90% 患者可获得完全应答而彻底痊愈；慢性丙型肝炎病情相对较乙型肝炎为轻，经标准抗病毒方案治疗，有机会清除病毒获得痊愈。部分患者感染 20~30 年后可出现肝硬化或肝癌。

 **自己如何做**

丙型肝炎患者的饮食无特殊要求，急性期清淡饮食，慢性肝炎患者饮食营养均衡即可。注意避免大量服用滋补类食物如甲鱼汤、人参类补品。

 **预防方法**

**1** 严格筛选献血人员：严格执行《中华人民共和国献血法》，推行无偿献血。通过检测血清抗 HCV、ALT，严格筛选献血人员。应发展 HCV 抗原的检测方法，提高对窗口期感染者的检出率。

**2** 经皮和黏膜途径传播的预防：推行安全注射。对牙科器械、内镜等医疗器具应严格消毒。医务人员接触患者血液及体液时应戴手套。对静脉吸毒者进行心理咨询和安全教育，劝其戒毒。不共用剃须刀及牙具等，理发用具、穿刺和纹身等用具应严格消毒。

**3** 性传播的预防：有性乱史者应定期做检查，加强管理。建议 HCV 感染者在性交时使用安全套。对青少年应进行正确的性教育。

**4** 母婴传播的预防：对 HCV RNA 阳性的孕妇，应避免羊膜腔穿刺，尽量缩短分娩时间，保证胎盘的完整性，减少新生儿暴露于母血的机会。

 **药物治疗**

丙肝抗病毒治疗的标准方案是：长效干扰素（PEG-IFNα）联合应用利巴韦林，其次是普通 IFNα 或复合 IFN 与利巴韦林联合疗法。直接作用抗病毒药物（DAA）蛋白酶抑制剂博赛匹韦（BOC）或特拉匹韦（TVR），与干扰素联合利巴韦林的三联治疗在美国和欧洲已推荐用于基因型为 1 型的 HCV 感染者，可提高治愈率。

# 4. 戊型病毒性肝炎

戊型肝炎是由戊型肝炎病毒 (HEV) 引起的，以肝脏炎症病变为主的急性传染病，约占急性散发性肝炎 10%，其流行特点似甲型肝炎，经粪 - 口途径传播。以水型流行最常见，少数为食物型暴发或日常生活接触传播。具有明显季节性，多见于雨季或洪水之后；发病人群以青壮年为主，孕妇易感性较高，病情重且病死率高；无家庭聚集现象。本病主要见于亚洲和非洲的一些发展中国家。

 ## 疾病概述

### 传播途径：

1. 食物污染：也可导致此病暴发，我国曾报道因为食物受传染而导致戊肝暴发。

2. 多经粪 - 口渠道传播：多因为水源被粪便污染所导致的，发病高峰多于雨季或者洪水后，其流行规模视水源污染程度而异。

3. 平时生活接触传播。

4. 输血渠道：研究表明通过静脉输入含戊肝病毒血液或血浆，也会使受血者发生 HEV 感染。

### 临床表现：

潜伏期 10 ~ 60 天，平均 40 天。一般起病急，黄疸多见。半数有发热，伴有乏力、恶心、呕吐、肝区痛。约 1/3 有关节痛。常见胆汁瘀积状，如皮肤瘙痒、大便色变浅较甲型肝炎明显。多数肝大，脾大较少见。大多数患者黄疸于 2 周左右消退，病程 6 ~ 8 周，一般不发展为慢性。孕妇感染 HEV 病情重，易发生肝衰竭，尤其妊娠晚期病死率高，可见流产与死胎。HBsAg 阳性者重叠感染 HEV，病情加重，易发展为急性重型肝炎。

特异血清病原学检查是确诊的依据。酶联免疫试验（ELISA）检测血清中抗 –HEV IgM，为确诊急性戊型肝炎的指标。

诊断戊型肝炎有以下几项内容：①患者接触史或高发区居留史：发病前 2 ~ 6 周接触过肝炎患者或饮用过被污染的水、外出用餐、到过戊肝高发区和流行区。②持续一周以上乏力、食欲减退或其他消化道症状，肝大，伴叩击痛。③血清转氨酶明显升高。④血清病原学检验排除急性甲、乙、丙、庚型肝炎。⑤皮肤巩膜黄染，血清胆红素大于 17.1 微摩 / 升，尿胆红素阳性并排除其他疾病所致的黄疸。⑥血清学检验抗 HEV-IgM 阳性，抗 HEV-IgG 由阴转阳或抗体滴度由低转高 4 倍以上。

 ## 预防方法

与甲型肝炎相同。主要采取以切断传播途径为主的综合性措施。为预防水型传播，主要是保护水源，加强粪便管理；注意食品卫生，改善卫生设施和讲究个人卫生也很重要。

 ## 自己如何做

适当休息、合理营养为主，选择性使用药物为辅。应忌酒、防止过劳及避免应用损肝药物。

# 七、性传播疾病

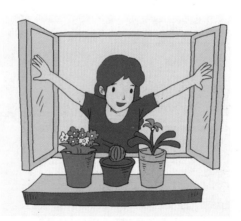

# 1. 艾滋病

艾滋病，即获得性免疫缺陷综合征，曾译为"爱滋病""爱死病"。分为两型：HIV-1型和HIV-2型，是人体感染了"人类免疫缺陷病毒"（HIV，又称艾滋病病毒）所导致的传染病。

**警示**

艾滋病病毒感染者虽然外表和正常人一样，但他们的血液、精液、阴道分泌物、皮肤黏膜破损或炎症溃疡的渗出液里都含有大量艾滋病病毒，具有很强的传染性；乳汁也含病毒，有传染性。

 **疾病概述**

艾滋病病毒（HIV）是一种能攻击人体各个系统的病毒。它把人体免疫系统中最重要的$CD_4^+$ T淋巴细胞作为主要攻击目标，大量破坏$CD_4^+$ T淋巴细胞，导致机体细胞免疫功能受损及缺陷。这种病毒在人体内大量繁殖，持续复制，破坏人的免疫功能，使人体成为感染各种疾病的载体。HIV本身一般不致病，而是当免疫功能丧失后，可能患多种机会性感染甚至肿瘤，从而导致HIV感染者死亡。艾滋病病毒在人体内的潜伏期平均为9年，可短至数月，长达15年，在发展成艾滋病患者以前，患者外表看上去正常，他们可以没有任何症状地生活和工作很多年。

已经证实的艾滋病传染途径主要有性传播、血液传播和母婴传播。

1. 性传播：通过性行为传播是艾滋病病毒的主要传染途径：不论是同性恋还是两性之间的肛交、口交都有着很大的传染危险。

2. 血液传播：通过静脉注射毒品的人共用未经过消毒的注射器，输入被HIV污染的血液或血制品；口腔科器械、接生器械、外科手术器械、针刺治疗用针消毒不严密或不消毒；理发、美容(如纹眉、穿耳)、纹身等的刀具、针具，浴室的修脚刀不消毒；和他人共用刮脸刀、剃须刀，或共用牙刷；救护流血的伤员时，救护者本身破损的皮肤接触伤员的血液。

3. 母婴传播：感染艾滋病病毒的孕妇可通过胎盘，或分娩时通过产道，以及通过哺乳，将病毒传染给婴儿。

4. 其他途径：如使用被艾滋病病毒污染的器官做移植术的同时，也将艾滋病病毒植入体内。另外在人工授精过程中，接受了感染艾滋病病毒的精液也同样会造成感染艾滋病的机会。

 **及时就诊**

如果你最近有过危险性活动和以下的几个症状，请一定找医生：持续低热、疲乏、原因不明的喉炎、体重突然下降10%以上、头痛、恶心、肌肉和关节痛、夜间盗汗、持续腹泻、皮疹。

## 自己如何做

- 有过危险性活动或发现症状，及时就医。
- 正视现实，接受现实，积极抗病毒治疗。
- 乐观的生活有助于维持健康，推迟发病。
- 医学日新月异，今天还没有可治愈艾滋病的特效药，明天就可能会有，因此多保持一天健康就多一分治愈的希望。
- 遵守政府有关法令，不威胁和损害他人。
- 艾滋病病毒有多种亚型，变异快，毒力不同，因此染上艾滋病病毒后更应洁身自爱，不能再有高危行为，如性乱、注射毒品等，以免发生第二次感染，再染上毒力强大的艾滋病病毒后会加快发病。
- 夫妻间有一方感染艾滋病病毒时，要尽早治疗；性生活要坚持正确使用避孕套，以减少传染机会。如要彻底防止配偶受感染，可停止性生活。劝说和自己有过性关系的人接受艾滋病病毒抗体检查。
- 感染艾滋病病毒的产妇不要为自己或他人的婴儿哺乳，即使婴儿艾滋病病毒抗体阳性，抗体也有可能来自母亲，而不一定表明婴儿已染上病毒。

## 进一步建议

使用避孕套的性交也有可能发生避孕失败。因此参与卖淫嫖娼和性乱的人必须珍惜生命，立即停止这类高危性行为。使用避孕套预防艾滋病并非安全可靠的方法，不能把避孕套看成安全套或保险套。只有洁身自爱，才是最可靠的。

## 预防方法

1 学习艾滋病的相关知识，消除与自己无关的麻痹思想和恐惧心理、歧视行为。

2 洁身自好，注意与他人的交往。

3 不要在无保护措施下接触他人的血液或伤口。

4 注射器严格消毒，做到"一人一针一管"，最好用质量好的一次性注射器。

5 不与别人共用牙刷、剃须刀等。

6 不吸毒，如已染上毒瘾又未能戒除时，千万不要和别人共用注射器。

7 不要用未经检测的血液或血制品。

8 不要纹身，不要到消毒不严格或不消毒的理发店和美容院理发、纹眉、穿耳。

## 药物治疗

- 抗反转录病毒治疗是针对HIV的特效治疗。
- 积极治疗各种并发症。
- 当 CD4 < 200 个/微升时，要服用复方磺胺甲噁唑，预防孢子菌肺炎。
- 支持、对症治疗及心理辅导。

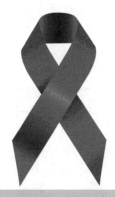

# 2. 梅毒

梅毒是由苍白（梅毒）螺旋体引起的慢性、系统性性传播疾病。以阴部糜烂，外发皮疹，筋骨疼痛，皮肤起核而溃烂，神情痴呆为主要表现的传染病。绝大多数是通过性途径传播，临床上可表现为一期梅毒、二期梅毒、三期梅毒和潜伏梅毒。

 **警示**

妊娠期梅毒不但能给孕妇健康带来影响，更能影响胎儿发育，导致流产、早产、死胎。即使妊娠能维持到分娩，所生婴儿患先天性梅毒的概率也很高。

 **疾病概述**

梅毒侵入人体后经过 2 ~ 3 周潜伏期，即发生皮肤损害。

一期梅毒的标志性临床特征是硬下疳。好发部位：阴茎、龟头、冠状沟、包皮、尿道口；大小阴唇、阴蒂、宫颈；肛门、肛管等。也可见于唇、舌、乳房等处。

硬下疳特点为：感染后 7 ~ 60 天出现，大多数患者硬下疳为单发、无痛无痒、圆形或椭圆形、边界清晰的溃疡，高出皮面，疮面较清洁，有继发感染者分泌物多。触之软骨样硬度。持续时间为 4 ~ 6 周，可自愈。梅毒横痃：出现硬下疳后 1 ~ 2 周，部分患者出现腹股沟或近邻淋巴结肿大，可单个也可多个，肿大的淋巴结大小不等、质硬、不粘连、不破溃、无痛，称为梅毒横痃。

二期梅毒：以二期梅毒疹为特征，有全身症状，硬下疳消退后发生或重叠发生。随血液循环播散，引发多部位损害和多样病灶。侵犯皮肤、黏膜、骨骼、内脏及心血管、神经系统。梅毒进入二期时，所有的梅毒实验室诊断均为阳性。全身症状发生在皮疹出现前，发热、头痛、骨关节酸痛、肝脾肿大、淋巴结肿大。男性发生率约为 25%，女性约为 50%。3 ~ 5 天好转。

接着出现梅毒疹，并有反复发生的特点。

三期梅毒：发生在感染 2 年以上，约占未治疗梅毒患者的 40%。其中，15% 为良性晚期梅毒，15% ~ 20% 为恶性晚期梅毒。

潜伏梅毒感染梅毒后经过一定的活动期，由于机体免疫性增强或不规则治疗的影响，症状暂时消退，但未完全治愈，梅毒血清反应仍为阳性，脑脊液检查正常，此阶段称为潜伏梅毒。感染 2 年以内者称早期潜伏梅毒，仍有传染性。感染 2 年以上者称晚期潜伏梅毒，其传染性较小，但 15% ~ 20% 可发生心血管或神经梅毒，15% 左右可发生三期皮肤、黏膜或骨骼梅毒。患潜伏梅毒的孕妇，仍有产生先天梅毒儿的可能。

 **药物治疗**

青霉素：如水剂青霉素、普鲁卡因青霉素、苄星青霉素等为首选药物。

四环素、红霉素等：对青霉素过敏者可选。

**自己如何做**

早期梅毒经彻底治疗可痊愈并去除传染性，所以应做到早发现、早治疗。

● 治疗期间，配偶也需要进行检查，必要时接受治疗。治愈后要求定期复查。

● 注意生活细节，防止传染他人。自己的内裤、毛巾及时单独清洗，煮沸消毒，不与他人同盆而浴。

● 发生硬下疳或外阴、肛周扁平湿疣时，可以使用清热解毒、除湿杀虫的中草药煎水熏洗坐浴。早期梅毒患者要禁止房事，患病2年以上者也应该尽量避免无保护性生活，发生性接触时必须使用避孕套。如果患者未婚，那么待梅毒治愈后才允许结婚。

● 患病期间不宜怀孕。如果患者发生妊娠，治疗要尽早开始。

● 二期梅毒发生时会出现全身反应，此时需要卧床休息。患病期间注意营养，增强免疫力。

● 晚期梅毒患者应注意劳逸结合，进行必要的功能锻炼，保持良好的心态，以利康复。

 **预防方法**

**1** 杜绝不正当的性行为，提倡洁身自好。若万一不慎，有了可疑梅毒接触史，应及时做梅毒血清试验，以便及时发现，及时治疗。

**2** 对性伴侣，应全面了解其性生活史和健康状况，若有可疑症状，应敦促其检查治疗。

**3** 出门在外，应注意用具的消毒，可随身携带外阴洗液等进行清洗。

**4** 正常性生活前，注意阴部清洗、消毒。

**5** 如需献血，要去正规采血点，在献血前需做全面的血液检查，预防交叉感染。

**6** 如需输血，需要输血单位出示所输血液的检查证明，防止不必要的麻烦发生。

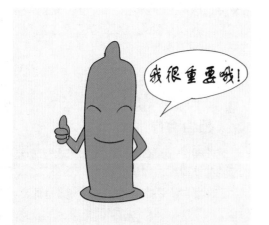

我很重要哦！

**进一步建议**

同预防其他传染病一样，首先应加强卫生宣传教育，反对不正当的性行为。

# 八、自然
# 疫源性疾病

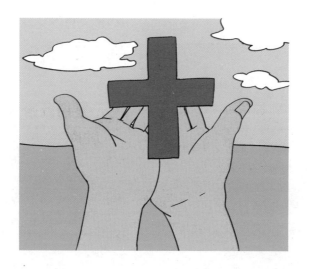

# 1. 鼠疫

鼠疫 (plague) 是由啮齿动物和蚤把鼠疫杆菌传给人和动物的一种特殊的人兽共患病。

**警 示**

肺型、败血症型、脑膜型等鼠疫患者在未接受特效治疗时几乎无一幸免，如及早积极治疗，则可转危为安。

## 疾病概述

### 传染源

鼠疫为典型的自然疫源性疾病，在人间流行前，一般先在鼠间流行。鼠间鼠疫传染源（储存宿主）有野鼠、地鼠、狐、狼、猫、豹等，其中黄鼠属和旱獭属最重要。家鼠中的黄胸鼠、褐家鼠和黑家鼠是人间鼠疫重要传染源。当平均每公顷发现 1 ~ 1.5 只及以上的鼠疫死鼠，该地区又有居民点的话，此地暴发人间鼠疫的危险极高。各型患者均可成为传染源，因肺鼠疫可通过飞沫传播，故鼠疫传染源以肺型鼠疫最为重要。败血症型鼠疫早期的血有传染性。腺鼠疫仅在脓肿破溃后或被蚤吸血时才起传染源作用。三种鼠疫类型可相互发展为其他型。

### 传播途径

1. 经鼠蚤传播：鼠蚤叮咬是主要的传播途径，啮齿动物→蚤→人的传播是鼠疫的主要传播方式。

2. 经皮肤传播：剥食患病啮齿动物的皮、肉或直接接触患者的脓血或痰，经皮肤伤口而感染。

3. 经呼吸道飞沫传播：肺鼠疫患者是通过呼吸、谈话、咳嗽等，借飞沫形成"人—人"的传播方式，并可造成人间鼠疫的大流行。

易感人群：人群对鼠疫普遍易感，无性别年龄差别。病后可获持久免疫力。预防接种可获一定免疫力。

### 流行特征

1. 自然疫源性，世界各地存在许多自然疫源地，野鼠鼠疫长期持续存在。人间鼠疫多由野鼠传至家鼠，由家鼠传染于人引起。偶因狩猎（捕捉旱獭）、考察、施工、军事活动进入疫区而被感染。

2. 流行性，本病多由疫区借交通工具向外传播，形成外源性鼠疫，引起流行甚至大流行。

3. 季节性与鼠类活动和鼠蚤繁殖情况有关。人间鼠疫多在 6 ~ 9 月。肺鼠疫多在 10 月以后流行。

4. 隐性感染在疫区已发现有无症状的咽部携带者。

鼠疫的发病有明显的季节性，南方的鼠疫（主要是腺鼠疫）多发生在春夏季节，青藏高原等地区的鼠疫（主要是肺鼠疫）多发生于夏秋季节。

## 及时就诊

其开始的症状与体征是无特征性的发热、畏寒、不适、头及四肢疼痛、恶心、喉痛，常见的是最早被蚤叮咬的地方及其相关的淋巴结出现淋巴腺炎，受害的淋巴结肿胀、红肿、变软、化脓，发热是最常见的。出现上述症状及时就诊。

自己如何做

● 患者排泄物和分泌物应用漂白粉或来苏儿彻底消毒。

● 急性期患者应流质饮食，并摄入充分液体，或配合医生静脉滴注葡萄糖、生理盐水，以利毒素排泄。

● 严格遵守隔离制度，安静休息。

● 进入疫区的医务人员，必须接种菌苗，2周后方能进入疫区。必须着防护服、戴口罩、帽子、手套、眼镜，穿胶鞋及隔离衣。

● 接触患者后可服四环素、磺胺嘧啶预防，或肌内注射链霉素，连续6天。

 药物治疗

● 链霉素：为治疗各型鼠疫特效药。

● 庆大霉素、氯霉素。

● 四环素：对链霉素耐药时可使用。

● 磺胺嘧啶：只对腺鼠疫有效，严重病例不宜单独使用。

## 预防方法

1 避免被感染的蚤叮咬、直接接触被感染的组织或者鼠疫患者。可通过使用杀虫剂和驱虫剂避免蚤的叮咬。

2 实行"三报三不"制度，鼠疫"三报"是指：报告病死鼠、报告疑似鼠疫患者、报告不明原因的高热患者和急死患者。鼠疫"三不"是指：不私自捕猎疫源动物、不剥食疫源动物、不私自携带疫源动物及其产品出疫区。

3 日常的预防措施主要是准确处理灭杀老鼠。

4 开展灭鼠运动。旱獭在某些地区是重要传染源，也应大力捕杀。

5 灭蚤必须彻底，对猫、狗及家畜等也要喷药。

6 预防接种鼠疫疫苗。自鼠间开始流行时，疫区及其周围的居民、进入疫区的工作人员，均应进行预防接种。

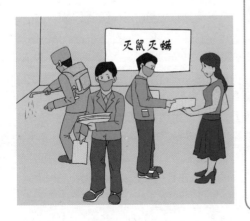

# 2.流行性乙型脑炎

流行性乙型脑炎（简称乙脑），是我国夏秋季节常见的，由乙型脑炎病毒引起的急性中枢神经系统传染病。它通过蚊虫传播，临床上以高热、意识障碍、抽搐、脑膜刺激征为特征。常造成患者死亡或留下神经系统后遗症。早期在日本发现，国际上亦称为"日本脑炎"。

**警示**

乙脑病情重，变化快，高热、抽搐、呼吸衰竭是本病的三个重要症状，可互为因果，形成恶性循环，因此必须及时发现，尽快就诊。

## 疾病概述

传染源及储存宿主：主要传染源是家畜、家禽。人被感染后仅发生短期病毒血症且血中病毒数量较少，故患者及隐性感染者作为传染源的意义不大。猪是我国数量最多的家畜，由于它对乙脑病毒的自然感染率高，而且每年因屠宰而种群更新快，因此，自然界总保持着大量的易感猪，构成猪→蚊→猪的传播环节。在流行期间，猪的感染率为100%，马为90%以上，为本病重要的动物传染源。蚊虫感染后，病毒在蚊体内增殖，可终身带毒，甚至随蚊越冬或经卵传代，因此蚊虫除作为传播媒介外，也是病毒的储存宿主。此外蝙蝠也可作为储存宿主。

传播途径：本病系经过蚊虫叮蛟而传播。能传播本病的蚊虫很多。现已被证实者为库蚊、伊蚊等的某些种。国内的主要传播媒介为三带喙库蚊。此外，从福建、广东的蠓蠓中已分离到乙脑病毒，故也可能成为本病的传播媒介。

易感人群：人群对乙脑病毒普遍易感，但感染后出现典型乙脑症状的只占少数，多数人通过临床上难以辨别的轻型感染获得免疫力。成人多因隐性感染而免疫。通常流行区以10岁以下的儿童发病较多，但因儿童计划免疫的实施，近来报道发病年龄有增高趋势。病后免疫力强而持久，罕有二次发病者。

流行特征：本病有严格的季节性，大部分病例都集中在7~9月。但随地理环境的不同，流行季节略有上下，华南地区的流行高峰在6~7月，华北地区为7~8月，而东北地区则为8~9月，均与蚊虫密度曲线相一致。气温和雨量与本病的流行也有密切关系。

乙脑呈高度散发性，同一家庭同时有两个患者的情况罕见。

典型患者的病程可分四个阶段。

1. 初期：病程第1~3天，体温在1~2天升高到38~39℃，颈抵抗。小儿可有呼吸道症状或腹泻。幼儿在高热时常伴有惊厥与抽搐。

2. 极期：病程第4~10天，进入极期后，突出表现为全身毒血症状及脑部损害症状。高热、意识障碍、惊厥或抽搐、呼吸衰竭、脑膜刺激征等。

3. 恢复期：极期过后体温逐渐降至正常，昏迷转为清醒，多在2周左右痊愈，有的患者有一短期精神"呆滞阶段"，以后言语、表情、运动及神经反射逐渐恢复正常。部分患者恢复较慢，需1个月以上。个别重症患者表现为低热、多汗、失语、瘫痪等。但经积极治疗，多数可在6个月内恢复。

4. 后遗症期：5%~20%的重型乙脑患者留有后遗症，主要有失语、肢体瘫痪、意识障碍、精神失常及痴呆等。

**及时就诊**

当出现发热伴头痛、神情倦怠和嗜睡、恶心、呕吐等症状时及时就诊。

 **自己如何做**

- 病室应安静，对患者要尽量避免不必要的刺激。
- 注意口腔及皮肤的清洁，防止发生压疮。给足够的营养及维生素。
- 注意精神、意识、体温、呼吸、脉搏、血压及瞳孔的变化。
- 使室温控制在 30 ℃以下，可采用室内放冰块，开电风扇、空调等。
- 物理降温可用 30% 酒精擦浴，在腹股沟、腋下、颈部放置冰袋；也可用降温床或冷褥。

 **药物治疗**

皮质激素：多用于中、重型患者，有抗炎、减轻脑水肿、解毒、退热等作用。

能量合剂、细胞色素 C、辅酶 A、三磷酸腺苷等，有助于脑组织代谢，可酌情应用。

 **进一步建议**

乙脑患者细胞免疫功能低下，近年虽有使用转移因子、免疫核糖核酸、乙脑疫苗、胸腺素等治疗者，但疗效尚不能肯定。干扰素亦可试用。

 **预防方法**

乙脑的预防主要采取两个方面的措施，即灭蚊防蚊和预防接种。

**1** 灭蚊：三带喙库蚊是一种野生蚊种，主要滋生于稻田和其他浅地面积水中。成蚊活动范围较广，在野外栖息，偏嗜畜血。因此，灭蚊时应根据三带喙库蚊的生态学特点采取相应的措施。

**2** 接种疫苗：目前国际上主要使用的乙脑疫苗有两种，即日本的鼠脑提纯灭活疫苗和中国的地鼠肾细胞灭活疫苗。

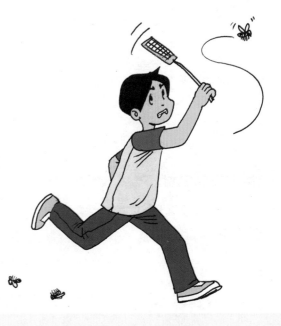

# 3. 狂犬病

狂犬病是一种由狂犬病毒引起的人兽共患的急性传染病，潜伏期可以从几天长至数年，一旦发病，病程进展迅速，患者表现出特有的怕水症状（因此又称"恐水症"），病死率高达100%。

**警示**

猫、狗宠物身上有许多病毒，所以不要过分地亲近、挑逗它们；对于陌生的猫、狗之类的动物，更是不要靠近，以免造成伤害。

 疾病概述

宿主与传染源：几乎所有的温血动物都对狂犬病病毒易感。自然界中主要的易感动物是犬科与猫科动物。野生动物是狂犬病病毒的主要自然储存宿主，如蝙蝠、野鼠、松鼠、鼬鼠、狼、狐狸等。患狂犬病的犬是狂犬病的最主要传染源。

传播途径：狂犬病有多种传播途径。通过皮肤黏膜感染：动物咬伤后，唾液中的狂犬病病毒经破损皮肤侵入体内传播；宰杀、剥患畜皮感染；犬舔伤口或肛门感染；病毒污染物刺伤皮肤感染；护理患者或患病动物，被其唾液污染手部伤口感染。呼吸道感染：通过气溶胶吸入感染。通过消化道感染：吃病畜肉感染或动物间残食，通过口腔黏膜感染。先天性感染：即垂直感染。狗、牛等有此实例。

 及时就诊

被犬、猫等动物咬伤后24小时内接种狂犬病疫苗。

 自己如何做

被狗、猫等动物咬伤，伤口应立即处理，最好先让伤口局部出血，后用20%的肥皂水、0.1%新洁尔灭（或其他季胺类）冲洗，最后用70%酒精或碘伏反复涂拭，彻底冲洗伤口，至少半小时。冲洗时挤压伤处，要边冲洗边挤压，不让病毒吸收到体内，把含病毒的唾液、血水冲掉。如条件不具备，也可用自来水冲洗，冲洗的水量要大，水流要急，最好是对着自来水龙头急水冲洗。

伤口不可包扎。除了个别伤口大，又伤及血管需要止血外，一般不上任何药物，也不要包扎，因为狂犬病病毒是厌氧的，在缺乏氧气的情况下，狂犬病病毒会大量生长。千万不可对伤口不做任何处理，错上加错的是不仅不冲洗，反而涂上红药水包上纱布。

被动物咬伤后应尽早注射狂犬病疫苗，越早越好。首次注射疫苗的最佳时间是被咬伤后的24小时内。具体注射时间是：分别于第0、3、7、14、30天各肌内注射1支(2毫升)疫苗，"0"是指注射第一支的当天(其余以此类推)。如果因诸多因素而未能及时注射疫苗，应本着"早注射比迟注射好，迟注射比不注射好"的原则使用狂犬病疫苗。

# 预防方法

**1** 预防动物和人类的狂犬病，主要在于对病犬的控制。

**2** 加强动物管理，家养狗、猫要登记并定期注射狂犬病疫苗，避免接触来路不明的动物。

**3** 可选用狂犬病兽用活疫苗对狗、猫进行免疫，每年一次，并挂牌登记；彻底消灭野犬。

**4** 凡是发现患狂犬病的动物，都应立即捕杀。对患狂犬病动物的尸体应焚烧或远离水源深埋（2米以下），不得剥皮和食肉。

**5** 咬过人的家养狗、猫等应设法捕获隔离观察 10 天，因为若咬人狗、猫带有狂犬病病毒，咬人后一般会在 10 天之内死亡。

**6** 与狗、猫接触机会多的人应按"暴露前预防接种法"接种狂犬病疫苗，这样才能防患于未然。

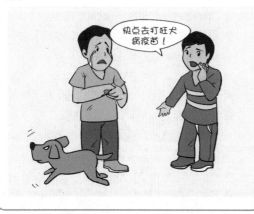

# 进一步建议

如果严重咬伤，建议联合使用干扰素。

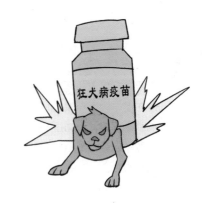

# 4. 流行性出血热

流行性出血热是病毒引起的急性传染病。主要症状有发热、血小板减少、出血和肾脏损害等。

**警示**

流行性出血热中后期，如果病毒侵入肾脏可引起肾衰竭，导致死亡。目前对于治疗流行性出血热尚无专门性药物，而且由于本病的先期症状与感冒差不多，临床上很容易引起误诊而延误病情，造成严重后果。

 **疾病概述**

传染源：农村主要是黑线姬鼠、城市是褐家鼠。传播途径尚未完全确定，可能与寄生在鼠身上的革螨有关，也可能通过吸入经黑线姬鼠等的唾液、尿粪等污染的尘埃而得病。流行季节是4～6月（小峰）和10～12月（高峰）。平时在人群中散发。

它主要由于接触宿主动物及其排泄物，经皮肤、消化道或呼吸道传播，也可能经螨媒传播；人群对本病普遍易感。近年家鼠型出血热常有暴发流行。

根据主要传染源种类不同，本病分为野鼠型、家鼠型和实验动物型三种类型。典型病例有发热、出血和肾脏损害。

本病的典型病程分五期：①发热期：有发热、头痛、眼眶痛、腰痛、口渴、呕吐、腹痛、腹泻等。患者有酒醉貌，眼结膜出血，球结膜水肿，软腭、腋下可见散在性针尖大小出血点、脊肋角（肾区）有压痛和叩痛。②低血压期：见于病程第4～6天，患者热退而血压下降，出现休克，同时有烦躁不安、谵语、口渴、呕吐加重、尿量减少。③少尿期：见于病程第5～7天，尿量明显减少，每昼夜少于400毫升或无尿，部分患者小便中排出膜样组织。各种症状加重，出血现象明显，出现尿毒症、肺水肿等，是病程中最严重阶段。④多尿期：此时尿量一昼夜增多达3000毫升以上，全身症状减轻，因大量排尿，可引起失水和电解质紊乱。⑤恢复期：于病程第3～4周开始，尿量恢复，症状消失，各项检查恢复正常。

 **自己如何做**

- 发现症状及时就医，配合医生治疗。
- 密切观察体温变化，体温过高时应及时采用物理降温，并与医生联系。
- 及时查尿，观察尿蛋白变化情况。
- 定期测量血压，以便及早发现低血压倾向。
- 注意尿量，及早发现少尿倾向。
- 低血压期患者应绝对卧床，严禁搬动，以防血压波动。
- 做好少尿期患者定时翻身，严防继发感染。
- 随时观察出血情况。
- 多尿期患者应加强营养，注意水和电解质平衡。
- 恢复期继续注意休息，逐渐增加活动量。加强营养，进食高糖、高蛋白、多维生素饮食。
- 出院后可根据病情恢复情况，休息1~3个月。

## 预防方法

**1** 应采取以灭鼠为主的综合性预防措施：疫区灭鼠要在搞好卫生和防鼠的基础上，以药物毒杀为主，结合灭鼠进行灭螨，同时做好疫源地的消毒和个人防护等工作。

**2** 灭螨防螨：应根据具体条件，对高发病区的野外工地、工棚、宿舍或重发病区，用杀虫剂进行灭螨，同时要保持居室干燥、通风和一般卫生。

**3** 尽量清除室内外草堆、柴堆，经常铲除周围杂草，以减少螨类滋生场所和叮咬机会。

**4** 做好食品卫生、食具消毒、食物保藏等工作。剩饭菜必须加热或蒸煮后方可食用。

**5** 加强消毒工作，对发热患者的血、尿和宿主动物排泄物及其污染器物，以及死鼠等，均应进行消毒处理，防止污染环境。

**6** 注意个人卫生，做好防护工作。包括：不直接用手接触鼠类及其排泄物，不坐卧草地或草堆，劳动时注意保护皮肤，防止破伤，如有破伤应消毒包扎。

**7** 接种双价疫苗是预防流行性出血热最经济、最有效的手段。双价疫苗能有效地预防家鼠型和野鼠型出血热病毒的感染，是防治出血热的首选疫苗。16~70岁健康人群均可注射，保护率 >95%，保护期 3~5 年。

### 及时就诊

当出现发热、头痛、眼眶痛、腰痛、口渴、呕吐、腹痛、腹泻等症状时及时就诊。

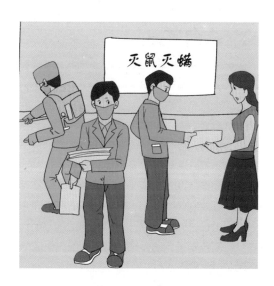

### 药物治疗

目前尚无特效治疗方法，主要是对症治疗和支持疗法。

### 进一步建议

在野外工作时，要穿袜子，扎紧裤腿、袖口和腰带，皮肤露出部位可涂防蚊剂，以防止螨类叮咬。

# 5. 登革热

登革热是经花斑蚊传播、由登革热病毒引起的急性传染病。登革热的临床症状为发病突然、体温迅速上升至39 ℃以上，并伴有剧烈头痛、背痛、肌肉和关节痛。

## 警示

如早期登革热病情没有得到有效控制，就会出现不同程度的出血症状。重型登革热可出现脑膜炎、中枢性呼吸衰竭、出血性休克等征象。

 **疾病概述**

登革热病毒必须借由病媒蚊叮咬才能从人传给人，患者从开始发热的前一天直到退热，此期间都具有病毒传染力，此为登革热患者的病毒血症期。病媒蚊叮咬登革热患者8～15天后，患者则具有终生传染病毒的能力。登革热的传播媒介主要是埃及斑蚊和白线斑蚊，在我国台湾均存在，但是分布领域有异。埃及斑蚊分布在北回归线以南，其活动主要在家户室内，部分在室外，所以在人口高密度的都市，埃及斑蚊具有重要的传染地位；而白线斑蚊分布遍及台湾全岛，但大多数均生活在野外。

前期症状首先是发热，通常起病急骤，发热、头痛，同时伴有背部、骨、肌肉及关节痛，恶心，呕吐，腹痛，腹泻和便秘等。3~5天就开始出现皮疹，颜面潮红、结膜充血及浅表淋巴结肿大。

如早期登革热病情没有得到有效控制，就会出现不同程度的出血症状。重型登革热可在上述表现基础上突然加重，出现脑膜炎、中枢性呼吸衰竭、出血性休克等征象。

 **及时就诊**

出现发热、打寒战等症状时请及时就诊。

 **自己如何做**

● 一旦有发热等不适症状应及时就医，明确诊断，到医院隔离治疗。
● 配合医生进行隔离治疗。
● 患者发病最初5天应防止受蚊类叮咬，以免传播给他人。
● 大汗或腹泻者应口服补液，频繁呕吐、不能进食或有脱水、血容量不足的患者，应及时配合医生静脉输液。

 **进一步建议**

在冬天的时候不要因为冷而把暖气开得太足，因为这时候室外很冷，蚊子也一样要取暖，就往室内钻，然后繁殖。

 **药物治疗**

目前尚无特效治疗方法，主要是对症治疗和支持疗法。

## 预防方法

**1** 及时清除积水，防止蚊虫滋生。

**2** 到登革热流行区旅游或生活，应穿长袖衣服及长裤，并于外露的皮肤及衣服上涂上驱避蚊虫药物。

**3** 使用家用杀虫剂杀灭成蚊，并遵照包装指示使用适当的分量。

**4** 避免在斑蚊出没频繁时段在树荫、草丛、凉亭等户外阴暗处逗留。

**5** 登革热流行期间最好不要种水生植物，如要种养则改为用泥、沙种养。

**6** 对于花瓶等容器，每周至少清洗、换水一次，勿让花盆底盘留有积水。

**7** 到公园、街边、活动场所休息或活动时应注意防蚊叮咬。

**8** 把所有用过的罐子及瓶子放进有盖的垃圾桶内。

**9** 将储水容器、水井及储水池加盖。

**10** 所有渠道要保持畅通。

**11** 午睡或晚上休息应挂蚊帐。

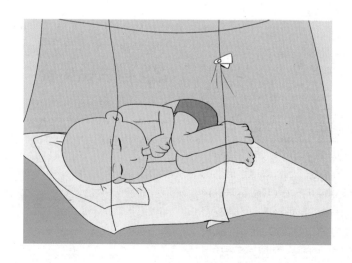

# 6. 钩端螺旋体病

钩端螺旋体病（简称钩体病）是由致病性钩端螺旋体（简称钩体）引起的一种分布广泛的人畜共患疾病。全年均有患者产生，但常在夏秋季（6~10月）、稻田收割季节和洪涝灾害时引起发病和流行。

**警示**

钩端螺旋体病患者可出现畏寒、发热、头痛、乏力、眼结膜充血、浅表淋巴结肿大、全身肌肉疼痛特别是腓肠肌疼痛和触痛，有的患者尚出现呕吐、腹泻等胃肠道症状，极易误诊为流行性感冒。

 **疾病概述**

传染源：主要为野鼠和猪。黑线姬鼠为稻田型钩体病的最重要传染源，而猪为洪水型钩端螺旋体病流行的主要传染源。

传播途径：钩体病传播方式为直接接触传播。人因直接或间接与带菌动物的尿污染的水体接触，钩端螺旋体通过破损皮肤或黏膜进入血循环，引起菌血症和中毒血症。

易感人群：人对钩体病普遍易感。以青壮年发病较多（但由于目前大多数青年劳动者外出务工较多，故感染大多以在家留守的老年人为主），职业分布主要是参加农业劳动的人群、渔民与屠宰工人等。

临床表现：本病潜伏期一般为 7 ~ 14 天，早期通常表现为"重感冒样"症状。患者出现畏寒、发热、头痛、乏力、眼结膜充血、浅表淋巴结肿大、全身肌肉疼痛，特别是腓肠肌疼痛和触痛，有的病例尚出现呕吐、腹泻等胃肠道症状，极易误诊为流行性感冒。部分患者早期得到及时有效抗生素治疗后，即可痊愈，而另有部分病例发展到中期（在起病后3 ~ 14天），将出现不同程度的器官损害。如鼻衄、咯血、肺弥漫性出血；皮肤黏膜黄疸或出血点；肾型患者出现蛋白尿、血尿、管型尿等肾功能损害；脑膜脑炎型患者出现剧烈头痛、呕吐、颈强直及脑脊液成分改变。为了临床诊治和抢救方便，一般将钩端螺旋体病分为流感伤寒型、肺出血及肺弥漫性出血型、黄疸出血型、脑膜脑炎型和肾型。

 **及时就诊**

出现畏寒、发热、头痛、乏力、眼结膜充血、浅表淋巴结肿大、全身肌肉疼痛等症状时请及时就诊。

 **自己如何做**

● 早发现、早诊断、早治疗和就地治疗。
● 休息，注意营养，酌情补充热能及B族维生素和维生素C。

**药物治疗**

早期青霉素 G 为首选药物，庆大霉素、强力霉素、四环素等均有很好疗效。

 **进一步建议**

为已经发生钩体病流行的人接种钩体菌苗，来不及产生保护性抗体，预防接种效果较差，这时可采取预防服药的方法控制钩体病的流行，如口服强力霉素。

 **预防方法**

**1** 减少积水，减少鼠类栖息场所，每年定期和突击性采取灭鼠保粮和灭鼠防病等措施。

**2** 兴修水利防治洪涝灾害。

**3** 提高自我防病意识。

**4** 免疫接种：菌苗接种后需经 1 个月左右体内才能产生有效的保护性抗体，所以菌苗接种应在钩体病流行期之前进行，通常在每年 4～5 月进行。

**5** 避免接触钩体疫水、预防性服药、灭鼠、牲猪圈养、水源消毒和对疫水设置警示牌。

# 7. 布鲁杆菌病

布鲁杆菌病是由布鲁杆菌引起的一种人畜共患性全身传染病，又称地中海弛张热、马耳他热、波浪热或波状热。其临床特点为长期发热、多汗、关节痛及肝脾肿大等。

**警示**

布鲁杆菌病在人体可引起一系列类似感冒的症状，造成发热、多汗、头痛、背痛和体质虚弱。严重的还会导致中枢神经系统和心脏疾病，如周期性发热、关节痛和疲劳乏力；还可能对人体其他脏器和功能系统造成影响。

 **疾病概述**

人群对布鲁杆菌普遍易感，特别是从事密切接触布鲁杆菌的相关职业者，如兽医，畜牧养殖、屠宰、肉食品加工、皮毛加工、疫苗和诊断制品生产及从事布鲁杆菌病防治的工作人员、动物科研人员等，他们是感染该病的高危人群。

布鲁杆菌分6型：羊型、牛型、猪型、犬型、森林鼠型和绵羊附睾型，前4种可引起人类疾病。

布鲁杆菌病的传染方式是动物传染给人，但人和人之间、人向动物一般不传染。该病传染源主要是病畜，尤其是羊、牛和猪。传播途径主要有三种：一是接触病畜，主要是通过病畜的分泌物，如接产、挤奶等；二是经消化道，如误食病畜的肉品、奶品等；三是经呼吸道，吸入布鲁杆菌污染的尘埃或气溶胶。这种病有潜伏期，时间长短不一，短则一周，长则一年。布鲁杆菌病在人体可引起一系列类似感冒的症状，造成发热、多汗、头痛、背痛和体质虚弱。严重的会导致中枢神经系统和心脏疾病，如周期性发热、关节痛和疲劳乏力；还可能对人体其他脏器和功能系统造成影响，具体情况根据患者的个体差异有所不同。

该病分为急性期和慢性期。如果发现得及时，在急性期治疗，就可以把体内的细菌杀死，患者可以彻底治愈，不会反复发作；如果是在慢性期才发现，就需要长期治疗。

 **自己如何做**

怀疑患了布鲁杆菌病应尽快到当地疾病预防控制中心（防疫站）做相关检查，以明确诊断。

严格按照规范的治疗方案进行治疗，要有足够的疗程，千万不可以在症状出现缓解后、疗程未完时停止用药。

患者应注意劳逸结合，适当参加一些力所能及的劳动，尽量不要在潮湿的环境中长期工作。饮食上适当增加营养，多食用营养丰富又清淡的食物，如蛋类、豆类等。防止食用大鱼大肉，大吃大喝。

妇女在怀孕期患有急性或亚急性布鲁杆菌病时，都可以引起胎儿死亡，因此更要及时地妥善治疗。

**及时就诊**

发现有发热、多汗、头痛、背痛和体质虚弱等症状请及时就诊。

 **预防方法**

**1** 对于已发现的携带有布鲁杆菌的家畜，一律由畜牧检疫工作人员给予淘汰、焚烧或深埋。杜绝传染源的输入与输出，防止疫源传播，搞好环境消毒，避免污染周围环境。

**2** 对畜群按期进行检疫、免疫，改善畜舍条件，搞好定期和不定期消毒工作。如紫外灯照射、喷消毒剂。

**3** 易感的家畜和人应注射疫苗。

**4** 提高自我防护意识，切断传播途径，增强疫情观念。

**5** 对污染的环境用 20% 漂白粉等消毒。

**6** 对畜产品加工工具进行消毒处理，包括紫外灯照射、煮沸消毒、消毒剂浸泡等。

 **药物治疗**

四环素类并用链霉素治疗：注意链霉素的不良反应，孕妇忌用。

利福平并用多西环素治疗：用此类药治疗后有一定复发率。

 **进一步建议**

除抗生素治疗外，应辅助以对症治疗。如失眠者可服用镇静药，关节痛、头痛者等可服镇痛药，高热者可辅以物理降温或服解热药等。

# 8. 莱姆病

莱姆病是一种由伯氏疏螺旋体所引起，以硬蜱为主要传播媒介的自然疫源性疾病。临床表现为慢性炎症性多系统损害，除慢性游走性红斑和关节炎外，还常伴有心脏损害和神经系统受累等症状。

**警示**

在莱姆病各阶段出现的神经系统症状，容易被误诊为带状疱疹、脑膜炎、贝尔麻痹、脑肿瘤、多发性硬化、精神病等。

 **疾病概述**

莱姆病以神经系统损害为该病最主要的临床表现。其神经系统损害以脑膜炎、脑炎、颅神经炎、运动和感觉神经炎最为常见。其中，一期莱姆病仅用抗生素即可奏效，至二期、三期用抗生素则无济于事，特别是神经系统损害更缺乏特效疗法。

传染源：储存宿主为啮类动物和蜱类，患病和带菌动物是传染源。

传播途径：人因被携带螺旋体的硬蜱叮咬而感染。

易感人群：人群普遍易感，但多见于进入或居住于林区及农村的人群中，男性略多于女性。

潜伏期3～32天，平均7天左右。临床症状可分三期。

第一期：主要表现为皮肤的慢性游走性红斑，见于大多数病例。病初常伴有乏力、畏寒发热、头痛、恶心、呕吐、关节和肌肉疼痛等症状，亦可出现脑膜刺激征。局部和全身淋巴结可肿大。偶有脾肿大、肝炎、咽炎、结膜炎、虹膜炎或睾丸肿胀。

第二期：发病后数周或数月，约15%和8%的患者分别出现明显的神经系统症状和心脏受累的征象。

第三期：感染后数周至2年，约80%的患者出现程度不等的关节症状如关节疼痛、关节炎或慢性侵蚀性滑膜炎；以膝、肘、髋等大关节多发，小关节周围组织亦可受累。主要症状为关节疼痛及肿胀，膝关节可有少量积液。常反复发作。

 **自己如何做**

● 若发现蜱叮咬肌体，可轻轻摇动使其自然脱落或轻轻拔出，叮咬处伤口用碘伏和酒精消毒。
● 若发现身上有蜱叮咬的伤痕或红斑，应及时去医院诊治。
● 若发现相应症状应及时就诊。
● 配合医生进行规范的治疗。

 **进一步建议**

对第二、三期患者，可选择中医针灸电针疗法，效果较好。

## 及时就诊

当身体出现外缘边界鲜红、中央逐渐褪色似正常肤色、直径 5~50 厘米的圆形或椭圆形皮疹时，请及时就诊。

 ## 药物治疗

- 抗生素：对莱姆病的各种病变均有效。如口服强力霉素、四环素、羟氨苄青霉素、阿莫西林，静脉滴注青霉素、第 3 代头孢霉素等可选用。
- 非甾体抗炎药：用于莱姆病关节炎的治疗，如清炎痛、芬必得等。
- 糖皮质激素：适用于莱姆病脑膜炎或心肌炎患者。

 ## 预防方法

**1** 防止被蜱叮咬，注意防护。进入林区、草地时，应穿长袖上衣、长裤，着长袜和高帮旅游鞋，最好将袖、裤口扎紧。宜快走而勿停留，不要坐或躺在林区草地上休息，也不要把衣服放在草地上。

**2** 旅游归来要立即洗澡、换衣服。

**3** 在林区游玩后，应全面检查衣服和体表。

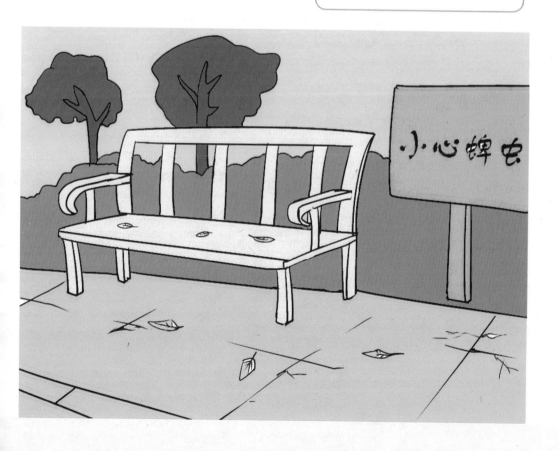

# 9. 结核病

结核病俗称"痨病"，它是由结核杆菌侵入人体而引起的一种慢性传染病。人体被结核菌侵入后，并不是所有的人都会发病，只有身体抵抗力降低时才会发病。

 **疾病概述**

结核病是全身性疾病。人体的各个脏器（器官）如肺、骨、关节、喉、肾、肠、腹膜、脑、皮肤、生殖器等，都可受到结核菌的侵犯而发病。结核病发生在什么器官，就叫作这一器官的结核病。如发生在肺就叫作肺结核（肺痨），发生在肠就叫作肠结核（肠痨），发生在骨就叫作骨结核（骨痨），等等。由于结核杆菌主要是通过人的呼吸道传播，所以，结核病以肺结核为最多见（占80%以上），其他脏器的结核也常起源于肺结核的播散。如果把肺结核病的防治工作做好了，其他结核就不至于发生，因此，在结核病的防治工作中肺结核病是防治的重点。

肺结核的症状，因个体差异，其表现不完全相同，主要根据机体的反应及病灶的性质和范围而决定。主要有疲倦、不适、乏力、持续低热、盗汗、咳嗽、咳痰、咯血、胸痛等症状，但这些症状不是结核病所特有的，并且症状大多由轻渐重，由不明显到明显，逐步发展，多数早期患者症状较轻微，常不引起注意，有的被误认为是"感冒""气管炎"，因此一旦有肺结核病有关症状时应及时检查。

结核病的传染源：主要是痰涂片阳性的肺结核排菌患者。结核菌是结核病的病原菌，主要来源于排菌的肺结核患者咳出的痰，肺结核患者痰涂片检查找到结核菌称涂阳肺结核患者；痰涂阴性，但X线或其他检查显示活动性病变者，称为涂阴肺结核患者，涂片阴性培养阳性者称培阳患者，涂阳和培阳患者统称为菌阳患者。现代研究表明：只有涂片阳性的患者的传染性最大，涂阴培阳患者虽有传染性但很小。这就是现代结核病防治为什么把涂阳患者作为主要发现和治疗对象的原因。研究还表明：每个涂阳患者每年可传染10～15人，估算我国现有涂阳患者达160万人。

主要传染途径为飞沫核，能传染结核病的飞沫有两种：①涂阳患者通过咳嗽或打喷嚏等把含有结核菌的飞沫核散播于空气中，这种带结核菌的飞沫，一旦被健康人吸入到肺泡内，若遇机体抵抗力下降即引起感染。这种带结核菌的飞沫落到地面和衣物上就失去传染性。②涂阳患者随地吐痰，干燥后形成小于4～5微米的尘埃，飞沫核被健康人吸入后同样可引起感染。

结核病易感者：结核病传染的程度主要受结核患者排菌量、咳嗽症状及接触的密切程度等因素的影响。家庭内父母或祖父母等长辈有结核病，儿童较易受到结核菌的感染。健康人受到结核菌感染后，不一定发生结核病，是否发生结核病，主要受到两种因素的影响，结核菌毒力强而身体抵抗力又低则容易发生结核病。人体初次受到结核菌感染后，通常绝大多数人没有任何症状，也不发生结核病，但少数感染结核菌的人出现抵抗力降低，并可在一生中任何时候发生结核病。发生结核病的概率为10%左右。

生活贫困、居住拥挤、营养不良等是社会经济落后社会中人群结核病高发的原因。婴幼儿、青春后期，尤其是该年龄期的女性及老年人结核病发病率较高。某些疾病如糖尿病、矽肺、胃大部切除后易诱发结核病，免疫抑制状态包括免疫抑制剂治疗和免疫抑制性疾病者，尤其好发结核病。艾滋病病毒感染者因免疫缺损，抵抗力持续下降，一旦感染结核菌极易发生结核病。

## 预防方法

　　谈到结核病的预防措施，首先要了解结核病是如何传染的。痰涂片抗酸杆菌阳性的肺结核患者才具有传染性。他们通过咳嗽、打喷嚏、大声说话等方式经鼻腔和口腔将结核菌喷出体外，含菌的微滴核被健康人吸入肺泡，就可能引起感染。当然，并不是所有类型的结核病都具有传染性。肺结核患者治愈后，就不再成为传染源。所以应当重视早期发现和正确、及时治疗，有结核病症状的人尽快到当地结核病防治机构就诊，新生儿、婴幼儿接种卡介苗。

## 及时就诊

　　出现疲倦、不适、乏力、持续低热、盗汗、咳嗽、咳痰、咯血、胸痛等症状，特别是持续低热，要尽快到结核病防治机构就诊。

## 进一步建议

　　早诊、早治、谨遵医嘱、全程规范用药对于结核病的防治非常重要。

## 自己如何做

　　得了结核病，不能满不在乎，掉以轻心，认为要不了命，无所谓。也不必顾虑重重、寝食不安，今日在这里看，明天又到别处治；随便换药，任意添药，增大剂量；甚至相信巫婆、神汉和卖当的。这都是有害的。患病后，首先应与结核科医生合作，并在其指导下坚定信心，认真治疗，自觉坚持全程规律服药，这是如期治愈的关键；其次要注意适当休息，补充营养，加强锻炼，增强体质，不随地吐痰，养成良好的卫生习惯，做好必要的消毒隔离。

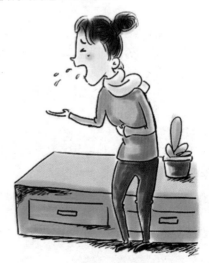

# 10. 炭疽

炭疽是炭疽杆菌引起的人畜共患急性传染病。主要因食草动物接触土生芽孢而感染所导致的疾病。人类因接触病畜及其产品或食用病畜的肉类发生感染。炭疽杆菌从皮肤侵入，引起皮肤炭疽，使皮肤坏死形成焦痂溃疡与周围肿胀和毒血症，也可以引起肺炭疽或肠炭疽，均可并发败血症。炭疽呈全球分布，以温带、卫生条件差的地区多发。

**警示**

目前人类炭疽的发病率明显下降，但炭疽芽孢的毒力强、易获得、易保存、高潜能、可视性低、容易发送，曾被一些国家作为一种生物武器和恐怖行动。

 **疾病概述**

传染源：主要是草食动物牛、马、羊、骡、骆驼、猪等受染病畜。食草动物因食入水草中的炭疽杆菌芽孢而感染。人与人的传播很少。

传播途径：直接或间接接触病畜和染菌的皮、毛、肉、骨粉或涂抹染菌的脂肪均可引起皮肤炭疽；吸入带炭疽杆菌的气溶胶、尘埃可引起肺炭疽；进食带菌肉类可引起肠炭疽。其中皮肤接触病畜及食用病畜肉是炭疽的主要原因。

易感人群：各年龄人群普遍易感，病后免疫力较持久。

流行特征：呈全球性分布，主要在南美洲、东欧、亚洲及非洲地区。我国全年均有发生，多数为散发病例。有职业性，多发于牧民、农民、屠宰与肉类加工和皮毛加工工人及兽医等。夏季因皮肤暴露多而较易感染。

皮肤炭疽最为多见，约占炭疽病例的95%。分为炭疽痈和恶性水肿。

1. 炭疽痈：多见于面、颈、肩、手和脚等裸露部位皮肤，初起为丘疹或斑疹，逐渐形成水疱、溃疡，最终形成黑色似煤炭的干痂，以痂下有肉芽组织，周围有非凹陷性水肿，坚实，疼痛不显著，溃疡不化脓为其特性。发病1～2天后出现发热、头痛、局部淋巴结肿大等。

2. 恶性水肿：累及部位多为组织疏松的眼睑、颈、大腿等部位，无黑痂形成而呈大块水肿，扩散迅速，可致大片坏死。局部可有麻木感及轻度胀痛，全身中毒症状明显，如治疗不及时，可引起败血症、肺炎及脑膜炎等并发症。在未使用抗生素的情况下，皮肤炭疽病死率为20%~30%。

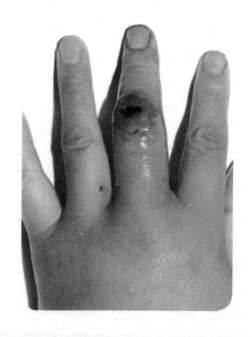

只有少数人会得肺炭疽，临床上亦较难诊断。肺炭疽多为原发吸入感染，偶有继发于皮肤炭疽，常形成肺炎。通常起病较急，出现低热、干咳、周身疼痛、乏力等流感样症状。经 2~4 天后症状加重，出现高热、咳嗽加重、痰呈血性，同时伴胸痛、呼吸困难、发绀和大汗。肺部啰音及喘鸣。X 线胸片显示肺纵隔增宽，支气管肺炎和胸腔积液。患者常并发败血症、休克、脑膜炎。在出现呼吸困难后 1~2 天死亡，病死率为 80%~100%。

肠炭疽临床上较少见。患者出现剧烈腹痛、腹胀、腹泻、呕吐，大便为水样。重者继之高热、血性大便，可出现腹膜刺激征及腹水。并发败血症，因中毒性休克在发病 3~4 天死亡，病死率为 25%~70%。

口咽部感染炭疽，出现严重的咽喉疼痛，颈部明显水肿，局部淋巴结肿大。水肿可压迫食管引起吞咽困难，压迫气道可出现呼吸困难。

肺炭疽、肠炭疽及严重的皮肤炭疽常引起败血症。除局部症状加重外，患者全身中毒症状加重，并因细菌全身扩散，引起血源性炭疽肺炎、炭疽脑膜炎等严重并发症，病情迅速恶化而死亡。病死率几乎 100%。

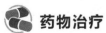

### 药物治疗

● 氢化可的松：短期静脉滴注，但必须同时应用抗生素。
● 青霉素：临床作为首选用药。
● 多西环素：老年人首选。
● 氯霉素：对青霉素过敏者可选用。

## 预防方法

**1** 炭疽患者应该严格隔离至痊愈，其分泌物、排泄物及其污染的物品与场所，均应按杀灭芽孢的消毒方法进行彻底消毒，不可随意丢弃。患病或病死动物应焚烧或深埋，严禁食用。

**2** 进入疫区应穿防护服、戴防毒面具和防护口罩；无防护器材时，可用手帕或其他纺织品捂住口鼻，并扎紧袖口和裤脚，将上衣塞入裤腰，颈部用毛巾围好，戴手套，外穿雨衣。

**3** 有关人员接种疫苗。

### 自己如何做

● 使用抗生素的患者补充氨基酸、白蛋白。待病情缓解后，进食高蛋白容易消化之软食以补充丢失的蛋白质，增加抵抗力。不能进食者可鼻饲高蛋白易消化流质饮食。
● 应做好伤口的处理，避免其分泌物的污染。
● 密切观察生命体征的变化，防止感染性休克的发生，是治疗炭疽病的关键。
● 房间床、桌、椅 用甲醛液消毒。隔日 1 次，连续 3 次，再用漂白粉液擦洗。

# 九、预防接种知识

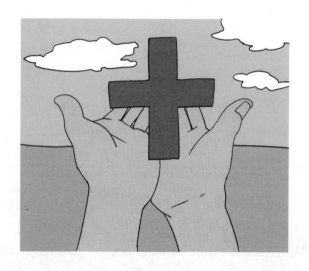

# 1. 什么是免疫?

免疫原意是免除赋税或徭役,后为免疫学借用,引申为免除瘟疫,即抵御传染病的能力。随着医学的进步,现代医学认为免疫是机体对抗原性异物的识别和清除,正常的免疫应答帮助机体清除病原体,而异常的免疫应答则可导致多种免疫相关疾病。

## 与免疫有关的概念

- 抗原:是指能刺激机体产生(特异性)免疫应答,并与免疫应答产物抗体和致敏淋巴细胞结合,发生免疫效应的物质。抗原根据化学性质分为蛋白质、多肽及其化合物。此外,尚有多糖、脂类和核酸。抗原具有特异性是指抗原与其受体(T淋巴细胞受体和B淋巴细胞受体)或免疫应答产物抗体专一结合的性质。简单地说,一定种类的抗原只能使机体产生相应的抗体。例如,伤寒杆菌只能产生伤寒杆菌抗体,而不能产生鼠疫杆菌抗体。

- 抗体:是指机体的免疫系统在抗原刺激下,由B淋巴细胞或记忆细胞增殖分化成的浆细胞所产生的、可与相应抗原发生特异性结合的免疫球蛋白。一定种类的抗体只能与相应的抗原起作用。例如,鼠疫患者体内产生的抗体只能对鼠疫杆菌起作用。

- 免疫系统:包括免疫器官、免疫细胞和免疫分子。①免疫器官是免疫细胞发生、发育、成熟和产生免疫应答的器官,包括骨髓、胸腺、脾和淋巴结等。②免疫细胞是参与免疫应答或与免疫应答有关的细胞,包括淋巴细胞、单核细胞、巨噬细胞、粒细胞、肥大细胞,以及它们的前体细胞等。③免疫分子包括免疫球蛋白、补体、干扰素、白细胞介素等。

- 免疫应答:是指机体免疫系统对抗原刺激所产生的以清除抗原为目的的生理过程。免疫学家将免疫应答分为抗原识别、免疫细胞活化、效应三个阶段。

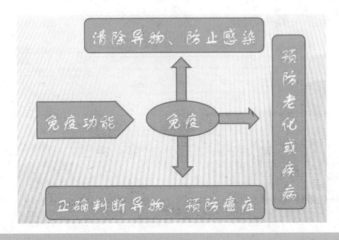

## 免疫三大功能

**1** 防御功能:清除异物。

**2** 稳定功能:清除体内损伤或衰老的细胞。

**3** 监视功能:清除体内突变或畸变细胞,如癌细胞。

# 2. 免疫力与抵抗力

我们通常说的免疫力是人体自身的防御机制，是人体控制病原体及其产物的直接损害并最终清除感染的病原体，处理衰老、损伤、死亡、变性的自身细胞，以及识别和处理体内突变细胞和病毒感染细胞的能力，保持身体健康。为使机体免疫系统符合正常的生理功能需要，必须进行免疫系统的调节。免疫系统的调节是指免疫系统内免疫细胞间、免疫细胞与免疫分子间，以及免疫系统与其他系统间的相互作用，构成一个相互协调、相互制约的网络结构，从而维持机体内环境的稳定。免疫调节作用是精细的、复杂的和多层次的。

 **抵抗力差**

抵抗力差的原因有多种。

- 心理因素：紧张、焦虑等会对神经系统造成不良影响，进而影响免疫系统的调节。
- 劳累、睡眠不足：劳累和睡眠不足会加重神经系统等的负担，进而影响免疫系统的调节。
- 饮食因素：饮食不规律、不均衡，会影响免疫系统的营养供给，从而影响免疫功能。
- 运动不足：运动不足会导致体力下降，降低机体抗疲劳的能力，进而影响免疫系统的调节。

 **实用技巧**

1 保持心情愉快，学会适度减压。

2 劳逸结合，保证充足睡眠。

3 均衡营养，适量饮水。

4 加强锻炼，增强体质。

 **免疫力低下**

- 免疫力低下常表现为容易被感染（上呼吸道感染、中耳炎、皮肤感染等）和患癌症，小儿还可表现为接种疫苗后容易感染。
- 通常情况下，免疫力低下是由于免疫系统功能失调或免疫缺陷引起的。

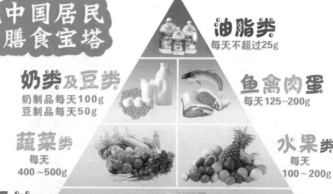

中国居民膳食宝塔

油脂类　每天不超过25g

奶类及豆类　奶制品每天100g　豆制品每天50g

鱼禽肉蛋　每天125~200g

蔬菜类　每天400~500g

水果类　每天100~200g

五谷类　每天300~500g　大米、面包、谷类及粉面类食物

# 3. 非特异性免疫

因为非特异性免疫出生时就具有，所以又称固有免疫、先天性免疫。非特异性免疫可对病原体快速产生反应，同时在特异性免疫的启动和效应过程也起着重要作用。参与非特异性免疫的有组织屏障（皮肤和黏膜系统、血脑屏障、胎盘屏障等），固有免疫细胞（吞噬细胞、杀伤细胞、树突状细胞等），固有免疫分子（补体、细胞因子、酶类物质等）。体液中的杀菌物质属于人体抗感染的第二道防线。

## 非特异性免疫的三个阶段

● 第一个阶段发生在感染 0~4 小时。皮肤黏膜的上皮细胞和表面的正常菌群作为体表屏障，可阻止病原体入侵。如果有病原体通过体表屏障，进入皮肤和黏膜下时，可以被此处的巨噬细胞和中性粒细胞吞噬清除。通常，大多数病原体感染终止于此阶段。

● 第二个阶段发生在感染 4~96 小时。病原体没有被巨噬细胞和中性粒细胞清除，此时，吞噬细胞活化，不仅增强吞噬和杀伤功能，还可以刺激产生炎症反应，有助于抗体等到达感染部位，促进病原体的清除。

● 第三个阶段发生在感染 96 小时之后。此时未被清除的感染因子直接或被抗原递呈细胞摄取后进入外周淋巴器官和组织，被巨噬细胞等加工处理后的抗原以 MHC（组织相容性复合体）– 肽复合物提呈给 T 淋巴细胞，诱导产生特异性免疫应答，最终高效并特异性地清除感染物。

## 非特异性免疫的特点

1 作用范围广。

2 反应快。病原体一旦接触机体，立即遭到机体的排斥和清除。

3 有遗传性，出生后即具有非特异性免疫能力，并能遗传给后代。

4 免疫力不受入侵抗原的强弱或次数影响。

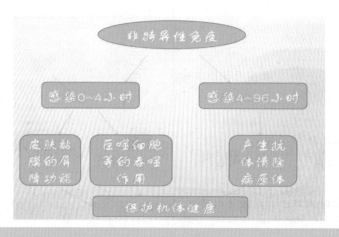

# 4. 特异性免疫

特异性免疫与非特异性免疫相反，是获得免疫，是经后天感染（病愈或无症状的感染）或人工预防接种（菌苗、疫苗、类毒素、免疫球蛋白等）而使机体获得抵抗感染能力。这种免疫只针对一种病原体产生免疫反应。例如，前面讲到的鼠疫患者体内产生的抗体只能对鼠疫杆菌起作用，其实就是一种特异性免疫。特异性免疫能抵抗同一种微生物的重复感染，但不能遗传。参与特异性免疫的是免疫系统，是人体的第三道防线。

 **特异性免疫的种类**

特异性免疫可以分为细胞免疫和体液免疫。产生细胞免疫和体液免疫的主要是 T 淋巴细胞和 B 淋巴细胞，它们都是免疫细胞。

● 细胞免疫：病原体侵入机体，攻克机体的第一道和第二道防线，进入细胞内部。这时，T 淋巴细胞迅速活跃，消灭并清除病原体。

● 体液免疫：病原体侵入机体，攻克机体的第一道和第二道防线，在刺激机体产生抗体后，被抗体结合并消灭。

**特异性免疫的三个阶段**

**1** 感应阶段：处理和识别病原体。

**2** 反应阶段：T 淋巴细胞和 B 淋巴细胞增殖分化，少数形成记忆细胞。记忆细胞平时处于静息状态，同一种病原体再次入侵时，迅速活跃，增殖为浆细胞和致敏淋巴细胞。

**3** 效应阶段：浆细胞分泌抗体、致敏淋巴细胞分泌淋巴因子，共同杀灭病原体。

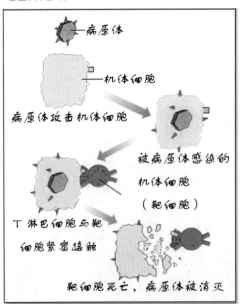

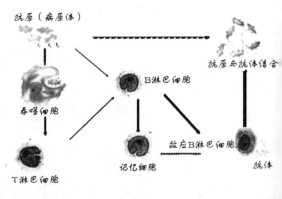

# 5. 什么是疫苗?

疫苗:广义地讲疫苗是指所有的免疫制剂,即包括用于感染性疾病和非感染性疾病的预防性疫苗和治疗性疫苗;狭义地讲是指为了预防、控制传染病的发生、流行,用于人体预防接种的疫苗类预防性生物制品。过去曾习惯将病毒类制剂称为"疫苗",细菌类制剂称为"菌苗",细菌外毒素经脱毒的制剂称为"类毒素"。

 ## 疫苗发展的三个阶段

- 第一个阶段:20 世纪 50 年代前,人类掌握了细菌的体外培养、增殖及其毒素的纯化、灭活等技术,细菌疫苗研制并投入使用。

- 第二个阶段:20 世纪 50 ~ 80 年代初,病毒的组织培养和细胞培养技术成熟后,人类可在体外大量培养并提纯病毒,对其进行减毒处理,从而制备减毒活疫苗或灭活疫苗。同时,制备出了细菌多糖疫苗的结合疫苗,即把细菌细胞壁多糖与某种蛋白质分子连接起来,显著地提高了多糖疫苗的免疫原性。

- 第三个阶段:20 世纪 80 年代至今。人类已能用基因工程技术制备病毒疫苗。这样制备的疫苗安全性好,产量高,预防效果得到充分的证实。因此,基因工程疫苗应当是未来疫苗制造技术的方向。

 ## 疫苗的种类

- 减毒疫苗:对"野"病毒或细菌减毒而制备出的,保留了病毒(或细菌)复制(或生长)和引起免疫的能力,但不致病。

- 灭活疫苗:对病毒或细菌培养,然后用加热或化学剂将其灭活制成。灭活疫苗常需多次接种才能产生保护性免疫。

- 多糖疫苗:纯化多糖疫苗是唯一由构成某些细菌表膜的长链糖分子组成的灭活亚单位疫苗。

- 重组疫苗:在基因水平上制备的疫苗。

 ## 疫苗的作用

很多人都知道,疫苗可以预防传染病。随着医学科技的发展,疫苗的作用也不仅局限于此。疫苗通过调整免疫功能,成为有前途的治疗性制剂。

**1** 抗感染:某些病原体感染后,体内产生的免疫应答不能彻底清除病原体,导致持续性感染,如疱疹病毒。使用治疗性疫苗有可能通过调整免疫功能彻底清除病原体。

**2** 抗肿瘤:一些病毒的感染和肿瘤的发生密切相关,这些病毒的疫苗可以预防肿瘤。例如,EB 病毒疫苗可以预防鼻咽癌。

**3** 计划生育:避孕疫苗可用于节育。

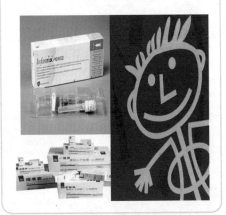

# 6. 为什么说疫苗是预防传染病的有力武器?

预防传染病的措施包括预防传染病的发生、阻止或延缓传染病的发展、切断传播途径和减少传染病传播。接种疫苗是针对健康个体的最经济、最有效、最方便的一种预防传染病方法。

##  疫苗在预防传染病中的丰功伟绩

接种疫苗不但保护了机体免受传染病病原体的侵袭,而且限制了病原体在人群中的传播。疫苗的面世,使很多传染病得以被控制或彻底消灭。天花曾经是世界上传染性最强的传染病之一。几千年来,天花夺去了无数人的生命,即使幸存者也难免留下后遗症。牛痘疫苗的出现,使天花得以彻底消灭。

● 脊髓灰质炎也叫小儿麻痹症,危害性很大,一旦患病,重者死亡,轻者残疾,无数儿童因此留下终生遗憾。脊髓灰质炎疫苗的面世,有效预防了脊髓灰质炎,大大降低了脊髓灰质炎的发病率。

● 甲肝疫苗、乙肝疫苗、脑膜炎疫苗及狂犬病疫苗等也大大降低了相应疾病的发病率。

## 为什么接种疫苗能预防疾病?

当细菌或病毒侵入人体时,身体就产生一种抵抗这种细菌或病毒的物质,叫作抗体。病好后,这种特异性抗体仍然存留在体内,如再发生有这种细菌或病毒侵入人体,人就有抵抗力而不再患此病。例如,麻疹、水痘、百日咳等传染病,患过一次后,就不会再患二次,就是这些特异性抗体在起作用。接种疫苗就是根据这个道理进行的,将被特殊处理过的细菌、毒素或病毒做成各种特异的疫苗,接种到人体,产生特异性抗体。如再有这种病原体入侵人体,人体就有足够的抵抗力去消灭它们,不发病或发病很轻。

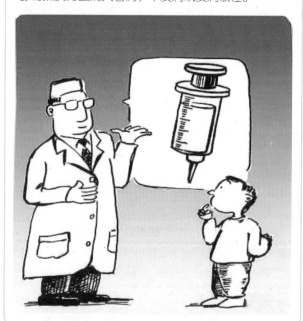

# 7. 什么是减毒疫苗?

　　减毒疫苗是在实验室里通过对"野"病毒或细菌减毒而制备出的,它保留了病毒(或细菌)复制(或生长)和引起免疫的能力,但不致病。

　　目前使用的减毒疫苗包括卡介苗、口服脊髓灰质炎病毒活疫苗、麻疹疫苗、流行性腮腺炎减毒活疫苗(以下称腮腺炎疫苗)、风疹减毒活疫苗(以下称风疹疫苗)、水痘减毒活疫苗(以下称水痘疫苗)等。

##  减毒疫苗小知识

- 与灭活疫苗相比,减毒疫苗免疫力强、作用时间长,往往只需要接种一次。
- 减毒疫苗具有潜在的致病危险(有可能因发生逆行突变而在人体内恢复毒力)。
- 接种减毒疫苗,会使身体经历一次类似于轻型自然感染的过程,从而产生与疾病类似的症状(发热等),但不是真的发病。
- 减毒疫苗性质不稳定,容易受到温度、光照等条件的影响。
- 目前已经在临床使用的减毒疫苗有卡介苗、麻疹减毒活疫苗、甲肝减毒活疫苗、乙型脑炎减毒活疫苗、口服脊髓灰质炎病毒活疫苗(糖丸)等。
- 用减毒的活疫苗可以对特定疾病进行治疗,这种治疗方法叫作减毒疫苗治疗。
- 灭活疫苗常需要注射接种,减毒疫苗除了可以注射接种外,也可用与自然感染相同的途径进行接种。例如,脊髓灰质炎是一种肠道传染病,其传播途径为"粪-口途径",脊髓灰质炎病毒活疫苗就是通过口服进行接种的。

## 减毒疫苗是这样得来的

1 首先在体外培养病原体。

2 然后在动物体内进行增殖传代。

3 挑选合适的病原体,经甲醛处理后,使其毒性减弱,活性不变。

4 与灭活疫苗一样,减毒疫苗也要经过严格的动物实验,才能最后制成制剂应用于人体。

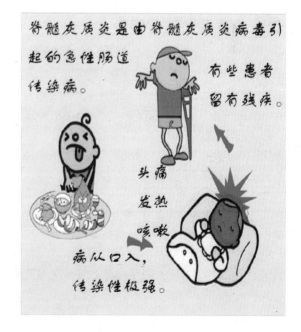

脊髓灰质炎是由脊髓灰质炎病毒引起的急性肠道传染病。

有些患者留有残疾。

头痛 发热 咳嗽

病从口入,传染性极强。

# 8. 什么是灭活疫苗?

灭活疫苗又称死疫苗,是指采用物理或化学方法杀死病原生物所制备的一种用于预防接种的生物制品。目前使用的灭活疫苗有百白破疫苗、流行性感冒疫苗、狂犬病疫苗和甲肝灭活疫苗等。

## 灭活疫苗是这样得来的

- 制备灭活疫苗首先要在实验室进行细菌或病毒培养。
- 然后将培养出来的细菌或病毒提纯后用加热或化学剂(通常是福尔马林)将其灭活,做成灭活疫苗。
- 这些灭活疫苗不能直接用于人体或临床。
- 灭活疫苗应先用于动物,进行免疫试验,判断疫苗的安全性。
- 如果安全性没有问题,还得进行效力试验,即把相应活的病毒或细菌应用于已接种疫苗的动物体内后,如果动物没有生病或死亡,则说明动物接种疫苗后产生了抗体并起到了作用。
- 此外,还要进行其他动物实验,如疫苗的不良反应试验,试验成功后才能考虑在临床上使用。
- 人用疫苗还必须用灵长类动物做上述试验,仅这一项试验至少需要几个月的时间。和其他种类的疫苗相比,灭活疫苗研制的周期最短,方法也最简单。

## 灭活疫苗小知识

- 灭活疫苗既可由整个病毒或细菌组成,也可由它们的裂解片段组成为裂解疫苗。
- 灭活疫苗稳定性更好,容易保存,而且安全性更高,不会引发疾病。
- 灭活疫苗常需要多次接种,接种一次不产生具有保护作用的免疫,仅仅是"初始化"免疫系统。必须接种第二次或第三次后才能产生保护性免疫。它引起的免疫反应通常是体液免疫,很少甚至不引起细胞免疫。
- 接种灭活疫苗产生的抗体滴度随着时间而下降,因此,一些灭活疫苗需要定期加强接种。
- 灭活疫苗通常不受循环抗体影响,即使血液中有抗体存在也可以接种(如在婴儿期或使用含有抗体的血液制品后)。
- 灭活疫苗在体内不能复制,可以用于免疫缺陷者。
- 目前我国使用的灭活疫苗有百白破疫苗、流行性感冒疫苗、狂犬病疫苗、霍乱灭活疫苗、甲肝灭活疫苗等。
- 灭活疫苗产生的抗体有中和、清除病原体及其产生的毒素作用,对细胞外感染的病原体有较好的保护效果。灭活疫苗对病毒、细胞内寄生的细菌和寄生虫的保护效果较差或无效。

# 9. 什么是多糖疫苗和重组疫苗？

纯化多糖疫苗是唯一由构成某些细菌表膜的长链糖分子组成的灭活亚单位疫苗。

重组疫苗是在基因水平上制备的疫苗，根据研制原理的不同，可分为以下几种：基因工程疫苗、基因重组疫苗、转基因植物疫苗、DNA 疫苗。

##  多糖疫苗小知识

- 多糖疫苗引起的免疫反应是典型的非 T 淋巴细胞依赖型免疫反应，即能在无辅助性 T 淋巴细胞的帮助下刺激 B 淋巴细胞。
- 多糖疫苗不能在 2 岁以下幼儿中产生良好的免疫应答，因其免疫系统未发育成熟。
- 接种多糖疫苗诱导的抗体比蛋白抗原诱导的抗体活性小，主要产生 IgM 抗体，只产生少量 IgG 抗体，重复接种不能引起"增强"反应。
- 20 世纪 80 年代后期，发现使用"结合"的方法来解决多糖疫苗存在的问题，即把多糖抗原与载体结合，将非 T 淋巴细胞依赖型免疫反应转变为 T 淋巴细胞依赖型免疫反应，从而可在婴儿中使用和进行多次接种产生抗体"增强"反应。
- 目前使用的多糖疫苗有 A 群流脑多糖疫苗、A+C 群流行性脑脊髓膜炎多糖疫苗、肺炎双球菌多糖疫苗、伤寒Ⅵ多糖疫苗等。

## 重组疫苗小知识

- 基因工程疫苗：将可表达有效抗原的目的基因插入大肠杆菌、酵母菌或牛痘苗的核酸序列中进行表达，如乙肝疫苗。
- 基因重组疫苗：通过强弱毒株之间进行基因片段的交换而获得的疫苗，目前正在研究并取得较为成功的重组疫苗有轮状病毒疫苗和流感病毒疫苗。
- 转基因植物疫苗：将目的基因整合于植物体上或重组于载体后转染于植物体上，利用植物自身的生命活动，使该抗原基因得以复制表达，生产出相应的疫苗。
- DNA 疫苗：是目前研究最热门的，被认为最有前途的疫苗。DNA 疫苗是指将可编码某种抗原的质粒 DNA 直接导入动物或人的细胞，编码序列表达的蛋白质可刺激机体产生完全的免疫应答，这种质粒 DNA 便称为 DNA 疫苗。

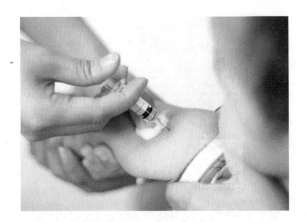

# 10. 什么是DNA疫苗？

DNA疫苗又称基因疫苗、核酸疫苗，是一类新型疫苗，是用编码病原体有效抗原的基因与质粒构建重组体，通过直接免疫机体使之表达保护性抗原，从而诱导机体针对该抗原产生特异性免疫。

 ## DNA疫苗小知识

- DNA的中文名字是"脱氧核糖核酸"，是一类带有遗传信息的生物大分子，由四种主要的脱氧核苷酸连接而成。它们的组成和排列不同，显示不同的生物功能，如编码功能、复制和转录的调控功能等。排列的变异可能产生一系列疾病。
- DNA疫苗既能刺激机体产生细胞免疫，也能诱导体液免疫。
- DNA疫苗具有减毒疫苗的优点，同时又无潜在的致病危险。
- DNA疫苗是第三代疫苗。
- 使用一次，即能获得长期免疫力，无须增加剂量。
- 多个病原体的基因可装在同一个质粒上，即注射一次可获得多种疾病的免疫，减少了多次注射的痛苦。
- DNA疫苗在常温下性能稳定，可以室温保存。
- 加工制作技术较灭活疫苗和减毒疫苗简单，省时、省钱、省力，适合规模性生产。
- 可以有多种接种途径。

 ### DNA疫苗接种途径

**1** 注射方式：皮内、皮下、肌内注射，也可以用基因枪注射接种。

**2** 非注射方式：口服、鼻内滴注、鼻腔喷雾接种等。

 ### 基因枪

利用高压气体加速，将包裹了DNA的球状金粉或钨粉颗粒直接送入完整的组织活细胞中的加速设备称为基因枪。

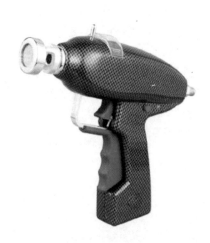

# 11. 什么是联合疫苗？

联合疫苗是指由两种或两种以上疫苗混合而制成的疫苗。其含有两个或多个活的、灭活的生物体或者提纯的抗原，用于预防多种疾病。例如，常见的由百日咳菌苗、白喉类毒素及破伤风类毒素组成的，用于预防百日咳、白喉和破伤风的百白破疫苗就是一种联合疫苗（三联疫苗，由三种菌苗或细菌类毒素所组成的疫苗）。

 ## 联合疫苗小知识

- 联合疫苗不是简单地将几种疫苗混合就可以制成的，而是相当于研发一种新疫苗，需要解决抗原间的配伍问题，重新进行临床试验。
- 组成多疾病联合疫苗的单个疫苗通常是分别开发在先，联合在后（无细胞百日咳除外）。
- 多价联合疫苗包含了同一种细菌或病毒的不同亚型或血清型。这些血清型在疫苗开发时就联合在一起，未曾分开。
- 接种联合疫苗，扩大了一次接种的防病范围，提高了预防接种效率。
- 有些联合疫苗需要接种多次，易发生接种脱漏而不能完成全程免疫，或免疫间隔不符，这些都会影响防病效果。
- 有时不能对所有的血清型提供保护，如3价流行性感冒疫苗不能覆盖所有流行性感冒病毒株。
- 有些联合疫苗是活疫苗如麻疹、腮腺炎和风疹联合病毒活疫苗，对热不稳定，须在冷链系统中保存及运输。

 ## 联合疫苗的分类

联合疫苗分为多联和多价疫苗。

**1** 多疾病联合疫苗：由多种抗原组成，用来预防多种疾病。

**2** 多价联合疫苗：包含同一种细菌或病毒的不同亚型或血清型的疫苗。例如，流行性脑膜炎A+C型疫苗，用于预防A群及C群脑膜炎球菌引起的流行性脑脊髓膜炎。

## 常用的多种疫苗

- 甲乙肝联合疫苗
- 无细胞百白破三联疫苗
- 麻疹风疹联合疫苗
- 麻疹腮腺炎联合疫苗
- 麻疹、腮腺炎、风疹联合疫苗
- 白喉破伤风二联疫苗
- b型流感嗜血杆菌 – 百白破联合疫苗
- b型流感嗜血杆菌 – 百白破 – 脊髓灰质炎灭活联合疫苗
- 常用的多价疫苗：
- A+C流脑疫苗
- ACWY135流脑疫苗
- 7价肺炎球菌疫苗
- 23价肺炎疫苗

# 12. 什么是亚单位疫苗?

亚单位疫苗是一类新型疫苗。其去除病原体中与激发保护性免疫无关甚至有害的成分，但保留有效免疫原成分。如裂解病毒疫苗、亚病毒体疫苗。亚单位疫苗去除了病原体中与激发保护性免疫无关的甚至有害的成分，但保留有效抗原成分，因此能刺激机体产生免疫应答。

 **亚单位疫苗小知识**

- 亚单位疫苗仅有几种主要表面蛋白，因而能消除抗病毒（或细菌）的许多无关抗原决定簇，以及粗制或半提纯的病毒（或细菌）制剂诱发的抗体，从而减少疫苗的不良反应和疫苗引起的相关疾病。

- 表面蛋白都是经过仔细选择的微生物外壳蛋白，没有核酸，绝无致癌的可能性。

- 亚单位疫苗的不足之处是免疫原性低，需与佐剂合用。

- 佐剂是一类非特异性免疫增强剂，先于抗原或与抗原一起注入机体，可增强机体对抗原的免疫应答或改变免疫应答类型。

- 我国在新发传染病如 SARS（严重急性呼吸综合征、传染性非典型肺炎）、AIDS（艾滋病）及治疗性乙肝疫苗的研究上基本与国际水平相当，但在亚单位疫苗的研发上还处于较为落后的地位。

## 正在研制或已经使用的亚单位疫苗

在国内外广泛使用的亚单位疫苗有脑膜炎球菌疫苗、肺炎球菌荚膜多糖疫苗、无细胞百日咳疫苗。

正在研制或试用的亚单位疫苗有绿脓杆菌外膜蛋白疫苗、钩端螺旋体外膜蛋白疫苗、结核杆菌核糖疫苗等。

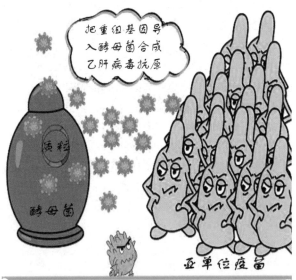

把重组基因导入酵母菌合成乙肝病毒抗原

接种亚单位乙肝疫苗可以预防乙肝

# 13. 什么是免疫血清？
# 使用免疫血清应注意什么？

免疫血清是从经特定抗原刺激的机体中所采集，含特异性抗体的血清。免疫血清种类很多，主要包括抗毒素血清、胎盘（丙种）球蛋白、抗菌免疫血清、抗病毒免疫血清、抗淋巴细胞丙种球蛋白等五种。

 ## 五种免疫血清

- 抗病毒血清：是将外毒素（细菌分泌到周围环境中的有毒代谢产物）给马多次免疫后取得的免疫马血清，血清中含有大量能中和此外毒素的抗体。主要用于治疗和紧急预防外毒素所致的疾病。常用的有白喉抗毒素、破伤风抗毒素等。
- 胎盘（丙种）球蛋白：胎盘球蛋白由健康产妇胎盘中提取，主要含有丙种球蛋白。从胎盘球蛋白中进一步提取的丙种球蛋白称胎盘丙种球蛋白。来自于正常人血清的丙种球蛋白称人血清丙种球蛋白。由于地区和人群免疫情况不同，这类制剂中所含抗体种类及数量不尽相同。主要用于预防麻疹、传染性肝炎，以及治疗丙种球蛋白缺乏症。
- 抗菌免疫血清：是用细菌免疫动物制成的免疫血清，曾制成抗鼠疫、抗炭疽、抗痢疾等免疫血清，但防治效果不显著，现已被抗生素等所替代。
- 抗病毒免疫血清：由病毒免疫产生的血清，现有抗麻疹免疫血清、抗狂犬病免疫血清、抗乙型脑炎免疫血清等。抗病毒免疫血清的预防作用显著，但治疗效果不明显。
- 抗淋巴细胞丙种球蛋白：是用T淋巴细胞免疫动物制成免疫血清，经提纯制成的丙种球蛋白。主要用于器官移植患者，阻止免疫排斥反应的发生，延长移植器官的存活时间。还可以用于治疗某些自身免疫病，如肾小球肾炎、系统性红斑狼疮等。

 ## 免疫血清的缺点

尽管免疫血清对多种疾病的防治有效，但其存在两个缺点。

1 特异性差。

2 易发生超敏反应。因为免疫血清中的抗体含有多种抗原表位，能刺激机体产生多种抗体，这些抗体如果再与抗毒素结合，能发生超敏反应，严重时危及生命。

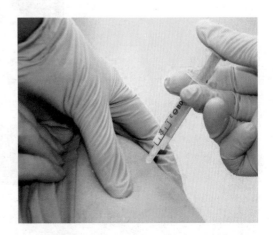

###  免疫血清四注意

**1** 免疫血清可以杀死病原体或中和毒素，但这种作用仅仅局限于未与组织细胞结合的病原体和外毒素，对于已经造成组织损伤的病原体和毒素，根本就不能起作用。因此，使用免疫血清治疗传染病，越早越好。

**2** 免疫血清的使用，大多采用注射的方法。但在注射方法上，可以皮下注射、肌内注射，也可以静脉注射。一般多采用皮下注射法，因为静脉注射吸收虽然最快，但容易引起超敏反应。主要在预防时使用。

**3** 应用免疫血清治疗传染病，注射后立即生效，效果好、快。但因为是血清制品，半衰期（某种特定物质的浓度经过某种反应降低到剩下初始时一半所消耗的时间）短，同种动物的血清，半衰期为3周；异种动物的血清，半衰期只有2周。免疫血清的有效维持时间一般只有2~3周。因此，必须多次注射、足量注射，才能取得理想的效果。

**4** 要防止发病。免疫血清多用马、牛血液制备，马、牛血清对其他动物来说，也具有抗原性，有引起血清病的可能。因此，使用免疫血清要注意防止引起血清病，预防的主要措施是使用提纯的制品，不用不合格的产品。另外，不要有急功近利的想法，要按照要求剂量使用，一次用量不可过大。

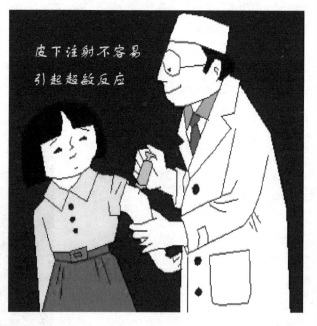

# 14. 什么是预防接种？
# 预防接种有哪几种途径？

预防接种是一种免疫预防策略，即用人工方法将免疫原（特异性抗原）或免疫效应物质（特异性抗体）引入机体，使机体通过人工自动免疫或人工被动免疫的方法获得防治某种传染病的能力。用于预防接种的免疫原、免疫效应物质等皆属生物制品。

## 警示

应用免疫抑制剂的患者，只能在停药2～4周后方可接种活疫菌，但死疫苗、类毒素和抗毒素在用药期间均可接种。

过敏体质、免疫缺陷、高热、严重心血管疾病、肝病、肾病、活动性肺结核、活动性风湿病、急性传染病、严重高血压、糖尿病等患者预防接种前应向医生讲明情况，酌情接种。

## 接种对象

白喉、百日咳、麻疹、脊髓灰质炎等疫苗多用于儿童，因成人经隐性感染或患病已获得免疫力。有些传染病如伤寒、霍乱等，不同年龄都可感染，故所有人群皆需接种。另外，视职业或工作性质不同需接种某类疫苗，如破伤风类毒素的接种对象主要是战士、民兵。

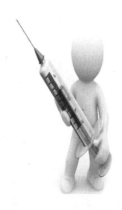

## 接种剂量、次数和间隔时间

在一次范围内，免疫力的产生与接种剂量成正比。但一次接种剂量不宜过大，否则反应过于强烈，影响健康，甚至使机体产生免疫麻痹现象。故接种剂量不可任意增减，应按生物制品使用规定进行。一般灭活疫苗须注射2～3次，间隔时间可参照疫苗说明书执行。

## 接种后可能出现的不良反应

预防接种后，有些人可出现局部或全身反应，如接种后24小时左右，接种局部红、肿、疼痛，周围淋巴结肿大、发热、头痛、恶心等。一般1～2天后即可恢复正常。个别人在接种后可引起过敏反应。在使用马免疫血清进行人工被动免疫时，必须做皮肤过敏试验，阳性者采用脱敏疗法，如破伤风抗毒素。

# 预防接种

　　常用的预防接种类型有皮上划痕、皮内注射、皮下注射、肌内注射、口服、喷露吸入等途径。例如，口服脊髓灰质炎病毒活疫苗以口服为佳，乙肝疫苗为肌内注射等。

**1** 皮上划痕：将前臂内侧常规消毒后，把疫苗滴在消毒过的部位，然后用消毒划痕针在滴疫苗处做"#"字等划痕，每条痕长 1~1.5 厘米，以划破表皮微见间断小血点为度。

**2** 皮内注射：是将疫苗注入表皮与真皮之间的方法。如卡介苗通常采用皮内注射。我们在医院见到的青霉素皮肤过敏试验采用的就是皮内注射的方法。

**3** 皮下注射：是将疫苗注入皮下组织的方法。大部分疫苗采用的都是皮下注射的方法。

**4** 肌内注射：是将疫苗注入肌肉组织的方法。如百白破疫苗、乙肝疫苗等，多采取肌内注射进行预防接种。

**5** 口服：是将疫苗放入口中并咽下的方法。最常见的就是口服脊髓灰质炎减毒活疫苗。

**6** 喷雾吸入：目前有鼻腔喷入法、雾化吸入法和气雾（气溶胶）免疫法三种。

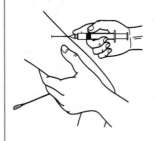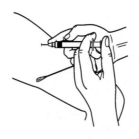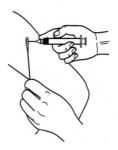

**皮下注射**

# 15. 为什么预防接种能预防传染病？

　　机体感染传染病病原体后，能产生特异性抗体和效应 T 淋巴细胞，提高对该病原体的免疫力。根据这一原理，可以采用人工方法（人工自动免疫和人工被动免疫）使机体获得特异性免疫力，使机体获得特异性免疫力，达到预防传染病的目的。

 ## 预防接种是这样预防传染病的

　　得过麻疹、天花或伤寒的患者，一般不会再得这种病。这是因为传染病都是由病原体引起的，当病原体侵入机体后，可产生两种情况。一是机体抵抗力强，杀灭了侵入的病原体，维护了健康；二是机体缺乏抵抗力，病原体侵入后，引发疾病。机体在与疾病做斗争的过程中，能产生特异性免疫反应：一是能产生对应于该病原体的特异性抗体；二是产生对应于该病原体的特异性 T 淋巴细胞和 B 淋巴细胞。在传染病的防御性免疫中，由于病原体的性质不同，有的是抗体起主要作用，有的是特异性 T 淋巴细胞和 B 淋巴细胞起主要作用，有的则是两种共同起作用。这样，就使人们不再得这种疾病，或者即使得了这种疾病，症状也会轻一些，预防接种的科学道理就在于此。

　　医学科学工作者，根据这个原理，用人工的方法，把毒性很强的细菌或病毒，进行科学处理，使其变成无毒或毒性极微的细菌或病毒，制成各种疫苗应用到人身上，便可产生抵抗某种疾病的抗体，达到消灭侵入的病原体的目的。这种原理用通俗的话来讲，就是以"弱毒制强毒"的方法来增强人体对传染病的抵抗力。

### 疫苗在预防和控制传染病中的作用

　　在预防和控制传染病的综合措施中，预防接种的主要作用是提高人群免疫力、切断传染病的传播途径、降低传染病发病率，减少死亡。

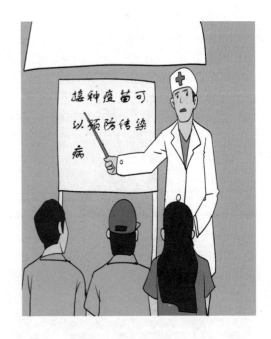

# 16. 预防接种的不良反应有哪些？怎样防治？

不良反应指的是受种者在接种疫苗后，在机体产生有益的免疫反应的同时或之后发生的与预防接种有关的对机体有损害的反应。尽管现今所有疫苗都是安全的，但是没有无任何不良反应的疫苗。

**警示**

接种后如果出现面色苍白、呼吸困难、脉搏细数、血压下降等过敏性休克症状，应立即通知医生进行救治。

过敏性休克者的家属不要惊慌失措，要保持镇静，给患者心理上的支持。

 **不良反应种类**

● 一般反应：是指由疫苗本身特性引起的、由疫苗固有性质所决定的反应，其临床表现和强度随疫苗而异。一般反应的固有特点：①反应程度局限在一定限度内，除个别人因机体差异反应略重外，多属轻微反应；②反应过程是一过性的而不是持久性的；③反应不会引起不可恢复的组织器官损害，或功能上的障碍（但卡介苗局部瘢痕除外）；④没有后遗症。

● 异常反应：是指使用合格疫苗在实施规范接种后所发生的概率极低的，对受种者机体组织器官、功能等造成损害的，与事件相关的各方均无过错的药品不良反应。预防接种异常反应的定义包括三个方面的内容：①使用合格的疫苗。②实施规范性操作。③造成受种者机体组织器官、功能等损害。

 **一般反应分级**

**弱**反应：接种局部红肿范围不大于 2.5 厘米，体温 37.1~37.5 ℃。

**中**反应：接种局部红肿范围 2.6~5 厘米，体温 37.6~38.5 ℃。

**强**反应：接种局部红肿范围超过 5 厘米，体温超过 38.5 ℃。

 **预防接种前、后的注意事项**

预防接种前，应充分了解自己的身体状况，放松心情，消除紧张、恐惧的心理。接种前仔细聆听医生询问，告知医生近期健康状况。如有发热等身体不适的情况，要暂缓接种。

预防接种后，一定要观察30分钟，确定无异常情况后再离开医院。要注意休息，多饮开水，避免剧烈运动，两天内避免洗澡，保持接种部位清洁。有不适情况及时向接种医生反馈。

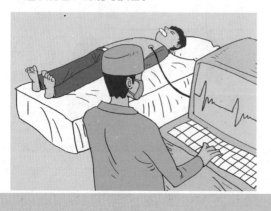

##  常见异常反应

- 无菌性脓肿：注射局部先有较大红晕，2～3 周出现大小不等的硬结、肿胀、疼痛。可持续数周至数月。轻者可在原注射针眼处流出略带粉红色的稀薄脓液，较重者可形成溃疡。

- 热性惊厥：先发热，后有惊厥，体温一般在 38℃以上，惊厥多发生在发热开始 12 小时之内。预防接种引起的惊厥，多数只发生 1 次，发作持续数分钟，很少有超过 20 分钟者。无中枢神经系统病变，预后良好，不留后遗症。

- 过敏反应：在预防接种异常反应中过敏反应最常见，它是受同一种抗原（致敏原）再次刺激后出现的一种免疫病理反应，可引起组织器官损伤或生理功能紊乱，临床表现多样化，轻则一过即愈，重则救治不及时或措施不当可危及生命。

- 多发性神经炎：接种后 1～2 周发病，通常开始为足部和小腿部肌肉无力和刺痛性感觉异常，在几日内逐渐累及躯干、臂部和头颈肌肉。表现为对称性的迅速上行性多发性神经炎，即四肢远端对称性分布的感觉、运动和营养功能障碍。

- 臂丛神经炎：一般在接种后 3 个月内发生。多见于成年人。急性或亚急性起病，病前及发病早期多伴有发热及全身症状。病初以肩和上肢的疼痛为主，继而出现肌无力和肌萎缩。

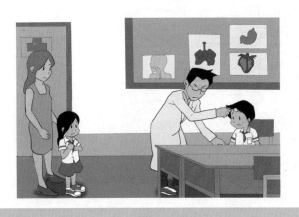

## 常见异常反应的治疗

- 无菌性脓肿：干热敷以促进局部脓肿吸收，每日 2～3 次，每次 15 分钟左右。脓肿未破溃前可用注射器抽取脓液，并可注入适量抗生素。不宜切开排脓。如已破溃或发生潜行性脓肿且已形成空腔需切开排脓，必要时还需扩创，将坏死组织剔除。有继发感染时，选用敏感的抗生素，换药时用 3% 硼酸溶液冲洗伤口，引流应通畅。

- 热性惊厥：①静卧于软床之上，用纱布缠裹的压舌板使口张开，并放在上下牙齿之间以防咬伤舌头。②保持呼吸道通畅，必要时给氧。③止痉：如苯巴比妥钠每次 5～8 毫克／千克肌内注射，也可用 10% 水合氯醛，每岁每次 1 毫升灌肠。④紧急情况下也可针刺人中穴。可用物理降温和药物治疗退热。

- 过敏反应：需进行抗过敏及对症治疗。如过敏性休克需立即皮下注射 1：1000 肾上腺素 0.5～1 毫升，15～30 分钟后，血压仍不回升者宜用地塞米松，儿童可用阿托品，至病情稳定。

- 多发性神经炎：大部分患者应用激素治疗有效。严重病例应给予氢化可的松静脉滴注。病情轻者可用泼尼松（强的松），一般在数日内见效，疗程 2 周左右。如有呼吸困难，关键在于保持呼吸道畅通，严重时使用人工呼吸机或气管插管，一般 2 周左右，大多可恢复正常。

- 臂丛神经炎：理疗、针灸和中医中药治疗。对症应用止痛药物，如去痛片，芬必得等。

# 十、相关健康常识

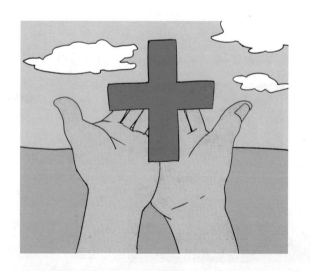

# 1. 这样的水不能喝

　　人的各种生理活动都需要水，如果没有水，人在很短时间内就无法存活。水对我们非常重要，但需要提醒农民朋友的是，很多水是不能喝的，否则，会对健康造成不小的危害。

 ## 哪些水不能喝

　　1. 未经处理的生水。生水是指没有烧开的水，如井水，河水等。因为生水中有很多对人体有害的细菌和寄生虫等，若未经处理是不能直接饮用的。

　　2. 未煮开的水。有资料表明，在饮用水硬度较高的地区，肾结石的患病率较高。

　　3. 蒸锅水。蒸锅水就是蒸馒头、饭菜等食物的锅底剩余的开水。这种水中除了含有亚硝酸盐以外，还含有许多有毒有害的重金属元素。常饮这种水，或者用这种水熬稀饭，会引起亚硝酸盐中毒，水垢也常随水进入人体，很可能引起消化、神经、泌尿和造血系统等疾病，甚至会引起早衰。

　　4. 大烧开的水。如果经常喝大烧开的水，就会影响人的血液循环和神经功能，产生疲劳、恶心的感觉。

　　5. 反复烧开的千滚水。千滚水就是在炉上沸腾一夜或者很长时间的开水，或者屯热水器中反复煮沸的水。这是因为反复烧开的水会造成水的老化，不但会使其中对人体有益的无机盐丧失，还可能产生某些有害物质如亚硝酸盐等。

　　6. 老化水。老化水，俗称"死水"，也就是长时间储存不动的水。专家指出，水的衰老速度很快。水分子是长链状结构的，如果不经常受到强烈撞击，这种链状结构就会不断扩大和延伸，变成老化水，也可以叫作退化水。

　　7. 放置24小时以上的温开水。专家表示，放置时间过长的水，不仅会产生大量有害菌，而且其中的无机盐也会丢失。所以，提醒喜欢喝温开水的朋友，最好不要喝放置时间超过24小时的凉白开。

## 专家提示

　　**水**源应尽可能远以保证不受到人畜排泄物的污染，因其中可能含有各种细菌、病毒和原虫性病原体和寄生蠕虫。如无法提供适当的保护和有效治理，那么群众就会暴露于肠道疾病和其他传染病暴发流行的危险中。患水传播性疾病危险度最高的是婴儿和幼童，体质弱者或生活在不卫生环境中的人以及病人和老人。水污染的危害，特别是含有大量工业废料的废水给人类健康所带来的危害将是致命的。

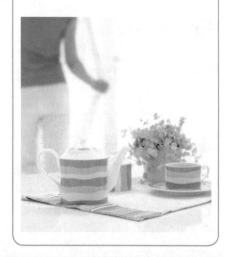

# 2. 食物安全保存的诀窍

食物安全保存主要目的是防止腐败，减少因食品传染的疾病，并且要保存食物的营养和味道。食物保存的方法很多，如冷冻、冷藏、晾干、真空包装、加防腐剂等。

 ## 保存方法

1. 生鸡蛋买回家后，尽量用清水洗净晾干，然后用保鲜膜将鸡蛋一个一个包起来，再放进冰箱中专门放鸡蛋的容器里。

2. 在水果新鲜的时候贴膜，并且在 2-3 天以内保证水果还新鲜的前提下吃完。带皮的水果冷藏后再吃要彻底洗干净。

3. 牛奶尽量别开封，即使开封后，也要煮热再喝。否则病菌就会乘虚而入。

4. 生肉、生鱼虾尽量别放在冰箱冷藏室，以免发生细菌交叉感染。

5. 粳米、糯米、大麦等谷类视频放入传统保存方式的陶瓷器皿中保存。由于可以通风透气，所以是最好的保存方法。

6. 青菜等新鲜蔬菜，可用湿润的纸或布包扎，再放入冰箱。或者放在阴凉潮湿的地方。

 ## 注意事项

现在很多农村家庭都有冰箱，但冰箱里的食物不能过满，因为冷藏保鲜除了需要合适的温度，还需要空气流通。

 ## 进一步建议

任何潮湿的食物都易腐败，因此均需冷藏。不要认为土豆泥就一定比烤鸭安全得多，如果你采用的保存方法不当，它照样会成为细菌的天堂，令你防不胜防。

 **警 示**

如果干燥的食物保存在含有大量水分的空气中，真菌就很可能会在食物上面生长。鲜奶在保存了很长一段时间之后就很容易变质，特别是没有在低温下保存的时候。

 ## 实用技巧

并不是所有的食品都可以放入冰箱稳妥地保管。特别是蔬菜类食品，如果长时间存在冰箱内，就会变得烂糊糊的或是产生斑点。低温下不易保存的蔬菜有地瓜、茄子、洋葱、南瓜等等。因为这些蔬菜在低温下呼吸不畅，反而腐烂得更快。

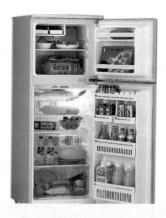

# 3. 如何判断食品的腐败与变质

食品受到污染腐败与变质后，不仅原来的色香味会发生巨大的变化，会导致食品的质量降低或不能使用，更可以让人食用后出现食物中毒情况。

 **警示**

对于腐败与变质的食物，绝对不能食用，也不可以给别人食用或给牲畜、鸡鸭鹅等动物食用，否则易发生中毒事件。

 **判断食品的腐败与变质**

1. 粮食变质。粮食变质后，主要表现是有霉腐味，失去粮食原有的光泽，并可以看到变色，甚至会有霉斑或虫类生长。

2. 肉类变质。肉类变质后，表面会变色和发黏，用刀切割时，切面黏性大，肉质无光泽、色暗。严重者脂肪呈绿色或灰绿色，肌肉深部有明显的腐臭味道。

3. 罐头变质。如果罐头的瓶盖出鼓胀，有可能就是变质造成的，打开以后，可以闻到食物的腐烂味道，可以在食品表面看到霉斑。

4. 奶类变质。奶类变质的主要表现就是出现"奶豆腐"，也就是奶结块现象，煮沸后表现得更明显。

5. 蛋类变质。打开后蛋黄散碎，整个蛋清和蛋黄区分不明显，出现浑浊的现象，严重者可以闻到恶臭的味道。

 **进一步建议**

在商店、超市购买商品时，注意食品包装标识是否齐全，正确选择食品的购买场所，查看食品的生产日期或有效日期。

 **温馨提示**

食物腐败与变质通常是由微生物的生长、繁殖活动引起的。当外界环境适应微生物活动（如温度、含水量较高、空气充足）时，食物容易腐败。因此，掌握正确的食物保存方法非常重要。

 **实用技巧**

食品初期腐败时会产生腐败臭味，发生颜色的变化（褪色、变色、着色、失去光泽等），出现组织变软、变粘等现象。这些都可以通过感官分辨出来，一般还是很灵敏的。

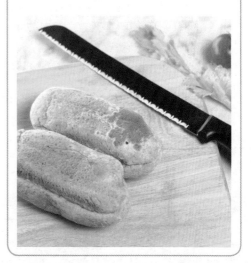

# 4. 修建沼气池，健康、节能又环保

沼气池的推广不但能有效解决农村能源短缺，改善农村生活用能结构，同时能有效保护森林植被免遭砍伐，对改变农村落后的环境卫生起到积极的作用。以云南省为例，每口沼气池每年可保护3亩左右的林地免遭砍伐，年节约薪柴2000千克以上；沼气池有效地处理了人、畜、禽的排泄物，消除了农村庭院的柴堆、草堆和粪堆，农村的村落村貌大为改观，有力地促进了农村环境卫生的改变和精神文明的建设。沼气的推广应用，节省了用于砍柴的劳动力；清洁燃料的使用，使农村妇女从烟熏火燎的厨房中解放出来。沼液沼肥的使用，大大改善了农村生态环境，有效避免大量化肥和农药对环境的污染。

粪便在厌氧消化池中，许多常见的病原菌、致病菌、虫卵等均能被杀灭，这些微生物是伤寒杆菌、副伤寒杆菌、痢疾杆菌、脊髓灰质炎病毒、大肠杆菌、血吸虫卵、钩虫卵、蛔虫卵等。

可以结合农业开发进行因地制宜地发展，从而形成不同地区的沼气生态模式。

## 典型的模式有如下几种

北方"四位一体"模式：在蔬菜大棚中，建造一口沼气池和一个猪圈，即"大棚—蔬菜—养猪—沼气池"四者一体，沼肥种蔬菜，沼液作叶面肥和防治病虫害，沼气加温和进行棚内二氧化碳施肥，棚内温度提高，蔬菜和猪生长良好，沼气池产气率高。

南方"猪—沼—果"模式：发展养殖业，利用养殖业粪便进入沼气池，沼气解决生活燃料，沼液沼肥用于种果树和蔬菜，兼作病虫害防治剂，发展绿色食品。

江南低湿地区"桑基鱼塘+沼气"模式：在湿地开挖鱼塘，用挖出的鱼塘垫高塘边形成基，在基上种植桑树（果树、蔬菜、甘蔗、花木、大田作物等），在塘中积水养鱼，并种植一些浮游植物，塘边建猪舍和沼气池，沼液沼肥用于养鱼和种植。

养殖场"沼气工程"：养鸡场粪便进入第一个厌氧消化池中发酵产沼气，沼气发酵残留物添加在猪饲料中养猪，猪粪进入第二个厌氧消化池中发酵产沼气，沼液沼肥流入鱼塘中养鱼，剩余的沼液沼肥可用于植物青绿饲料、蔬菜和果树，沼气作为养殖场和食品加工的能源和动力。

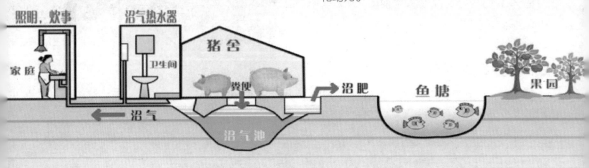